PRĀṆĀYĀMA

PRAṆĀYĀMA
리듬을 타는 호흡 기술 RYTK400

1판 1쇄 발행   2019년 11월 24일

지은이   서정호, 손나영
감수   문진희

발행인   김봉윤
편집장   민보윤
디자인   이윤지
일러스트   김덕래
교정교열   김봉수
마케팅   김다운, 장승빈

펴낸곳   씨이오메이커(ceomaker.kr)
주소   서울특별시 관악구 국회단지 20길 16, 101호
전화   02-877-7814
팩스   02-877-7815
전자우편   ceomaker79@gmail.com
출판등록   제2013-23호

ISBN   979-11-967018-5-7
값   27,000원

잘못된 책은 구입하신 곳에서 바꾸어 드립니다.
이 책에 실린 모든 내용, 디자인, 이미지, 편집 구성의 저작권은 도서출판 씨이오메이커와 저자에게 있습니다.
허락 없이 복제하거나 다른 매체에 옮겨 실을 수 없습니다.

이 도서의 국립중앙도서관 출판예정도서목록(CIP)은 서지정보유통지원시스템 홈페이지(http://seoji.nl.go.kr)와
국가자료종합목록 구축시스템(http://kolis-net.nl.go.kr)에서 이용하실 수 있습니다.
(CIP제어번호 : CIP2019045799)

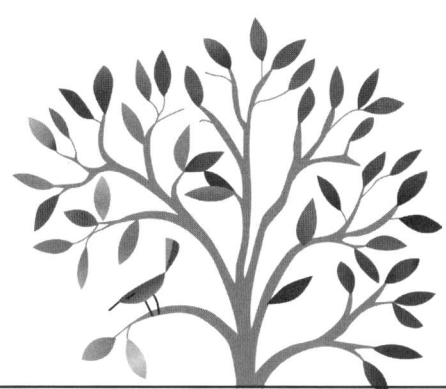

PRĀṆĀYĀMA

리듬을 타는 호흡 기술 RYTK400

서정호·손나영 지음

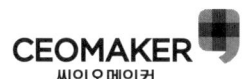

● 차례

서문   11

제1부 요가 전통 Yoga Tradition
  1. 베다요가 전통 Vedic Yoga Tradition   17
  2. 사나탄 문화 Sanatan Culture   19

제2부 요가 생리학 Yoga Physiology I
  3. 사트 카르마 Sat Karma   25
    3.1 트리타카 Tritaka   26
    3.2 잘라 네티 Jala Neti   27
    3.3 수트라 네티 Sutra Neti   30
    3.4 쿤잘 Kunjala   31
    3.5 카팔라바티 Kapalabhati   33
    3.6 바스티 Basti   34
  4. 프라나야마와 호흡기관   37
  5. 프라나야마 수련을 위한 자세   46
  6. 들이쉬기 Puraka 와 내쉬기 Rechaka 기술과 쿰박 Kumbhaka   52
  7. 무드라 Mudra 와 반다 Bandha   56
  8. 프라나야마 실습   62

제3부 요가 생리학 Yoga Physiology II

    9. 우쟈이 프라나야마 Ujjayi Pranayama   84

    10. 빌로마 프라나야마 Viloma Pranayama   88

    11. 브라마리 프라나야마 Bhramari Pranayama   90

    12. 바스트리카와 카팔라바티 프라나야마 Bhastrika/Kapalabhati Pranayama   93

    13. 나디 소다나 프라나야마 Nadi Sodhana Pranayama   96

    14. 프라나야마의 실천   102

제4부 요가 생리학 Yoga Physiology III

    15. 도샤 Dosha   106

    16. 숨에 대해서...   111

    17. 코샤 Kosha   118

    18. 나디 Nadi   123

    19. 차크라 Chakra   128

제5부 요가 심리학 Yoga Psychology

    20. 프라타하라/감각회수 Pratyahara   134

    21. 프라타하라 수행법   139

        21.1 요가 니드라 Yoga Nidra   139

        21.2 아자파 자파 Ajapa Japa   142

        21.3 트리타카 Tritaka   145

        21.4 안타르 모우나 Antar Mouna   146

    22. 다라나/응시 Dharana   168

제6부 요가 철학 Yoga Philosophy

    23. 디야나/명상 Dhyana & Samadhi   **172**

    24. 요가 앙가스 Yoga Angas   **181**

        24.1 타르카 Tarka 에서 드리쉬티삼야 Drishtisamya   **182**

        24.2 카르마 요가 Karma Yoga   **185**

        24.3 즈나나 요가 Jnana Yoga   **192**

        24.4 하타 요가 Hatha Yoga   **193**

        24.5 라자 요가 Raja Yoga   **198**

        24.6 만트라 요가 Mantra Yoga   **217**

        24.7 라야 요가 Laya Yoga   **218**

        24.8 밀교 요가 Esoteric Yoga   **218**

        24.9 비교(秘敎)적인 요가   **219**

부록 : 요가 비즈니스 매니지먼트   **227**

감수의 글   **232**

요가는

아름다운 마을인 육신에서부터

아름다운 음률로 이어지는 영혼의 소리까지...

내가 살아가는 이 세상과

나의 운명과

죽음까지 책임진다.

요가에 대한

올바른 견해와 집중력을 통해

우리는 명상에 이르게 된다.

요가는 우리 모두의 영적 수행법이다.

서 문

서정호
(현) (사)한국치유요가협회 교육이사
영어요가 아카데미 대표

한국에 본격적으로 요가가 보급되기 시작한 것은 1960년대 경입니다. 사람으로 치면 한국 요가는 이순(耳順)에 이르는 역사를 가지고 있습니다. 60년대 이후 요가의 다양성이 점차 문화가 되고 계속된 문화의 변화가 한국 요가의 역사가 되었습니다. 그동안 다양한 요가 법인 단체에서 수많은 요가 지도자가 배출되었고, 그들이 요가원, 문화센터, 주민자치센터, 평생 교육원, 헬스클럽에서까지 다양한 형태의 요가를 지도하고 있습니다.

제가 소속된 사단법인 한국치유요가협회도 2012년부터 RYTK300 요가강사 자격과정을 한국직업능력계발원 민간자격센터에 등록해 분기별로 요가 지도자들을 배출하고 있습니다. RYTK300 요가 지도자 교재로 교육하고 자격검정을 시행하고 있지만, 요가강사들이 호흡에 대한 궁금증이 생길 때 옆에 놓고 참고하라고 하기엔 어렵고, 실제 호흡을 지도할 수 있는 매뉴얼이 담긴 책은 아니었습니다. 그래서 늘 쉽고, 재밌게, 호흡 기술을 지도할 수 있는, 실습 매뉴얼이 있는 책에 대한 갈망이 있었습니다.

미국 뉴욕에서 종교학을 마치고 요가 지도자 과정을 할 때 지도법이 잘 정리된 교재를 보고 놀랐습니다. 그 매뉴얼을 가지고 귀국해서 영어와 한국어로 요가를 지도할 수 있었습니다. 요가 선생님으로서 요가를 지도할 때 이론이 바탕되어야 함은 마땅합니다. 그러나 실습이 없는 이론은 말과 글로만 전해지기 때문에 수련자들의 실질적인 질문에 명확한 답을 할 수가 없습니다. 저도 호흡 트레이너 과정에서 글로만 알고 있던 저의 지식에 한계를 느끼고, 정화법부터 다시 수련하여 요가강사로서 필요한 이론과 실습 매뉴얼을 정리했습니다.

아사나를 강조하는 소위 '현대 체위 요가'는 한국에서도 크게 붐을 일으켜 핫요가, 빈야사, 아쉬탕가, 플라잉 요가가 요가센터의 인기 수업으로 자리 잡았지만, 아직 호흡 수업을 대중적인 수련 과목으로 포함하고 있는 요가원은 많지 않습니다. 이러한 현실에서 「PRĀṆĀYĀMA 리듬을 타는 호흡 기술 RYTK400」이 안으로는 RYTK400 요가강사의 호흡 교육교재로, 밖으로는 호흡에 관심 있는 일반인이 쉽게 읽으며 수련할 수 있는 책이 되었으면 하는 바람입니다.

부족한 저에게 믿음을 가지고 사단법인 한국치유요가협회 지도자 교육이라는 중책을 맡겨주신 김성원 협회장님과 힘들 때마다 격려와 호흡 트레이닝으로 글과 말보다는 수련과 요가수행의 중요성을 일러주신 한국영성교육원 문진희 선생님께 진심으로 감사의 인사를 올립니다.

서 문

손나영
제주대학교 박사 수료
(현) 부론자연학교 교장
(사) 한국치유요가협회 교육이사

인생을 살다 보면 몇 번의 전환기를 맞이하게 되는데 저에게는 요가를 만난 것이 인생의 큰 전환점이 되었습니다. 요가라는 단어가 대중적이지 않던 그 시절에 운명처럼 우연히 들른 〈문진희 요가연구소〉에서 선생님을 통해 만난 요가는 제 인생에 더할 나위 없이 소중한 동반자가 되었습니다.

영성의 길을 찾고 있던 저에게 요가는 과학적이고 체계적인 길을 보여주었습니다. 요가는 누구든지 와서 원하는 것을 가져갈 수 있는 보물창고와도 같습니다. 학문적으로도 요가는 인류학에 기반을 두고 생리학, 심리학, 철학을 아우르는 심오한 학문체계입니다.

아사나의 굳건함을 바탕으로 프라나야마의 조화로움을 지나 프라타하라의 문 앞에 서 있는 지금, 명상으로 가기 위해서는 단계적인 프라나야마 수행이 반드시 필요함을 알기에 문진희 선생님의 도움으로 이 책이 세상에 나오게 되었습니다.

본 교재는 요가 전통에 기반을 두면서도 조금 더 쉽게 접근할 수 있어 요가를 공부하는 분은 누구나 도움을 받을 수 있으리라 믿습니다. 그러나 수행을 통한 경험으로 지식이 앎이 되면 이 책의 역할은 그것으로 다한 것입니다.

길을 찾는 모든 이에게,

이 책이 한 줄기 등불을 밝혀주기를 기원합니다.

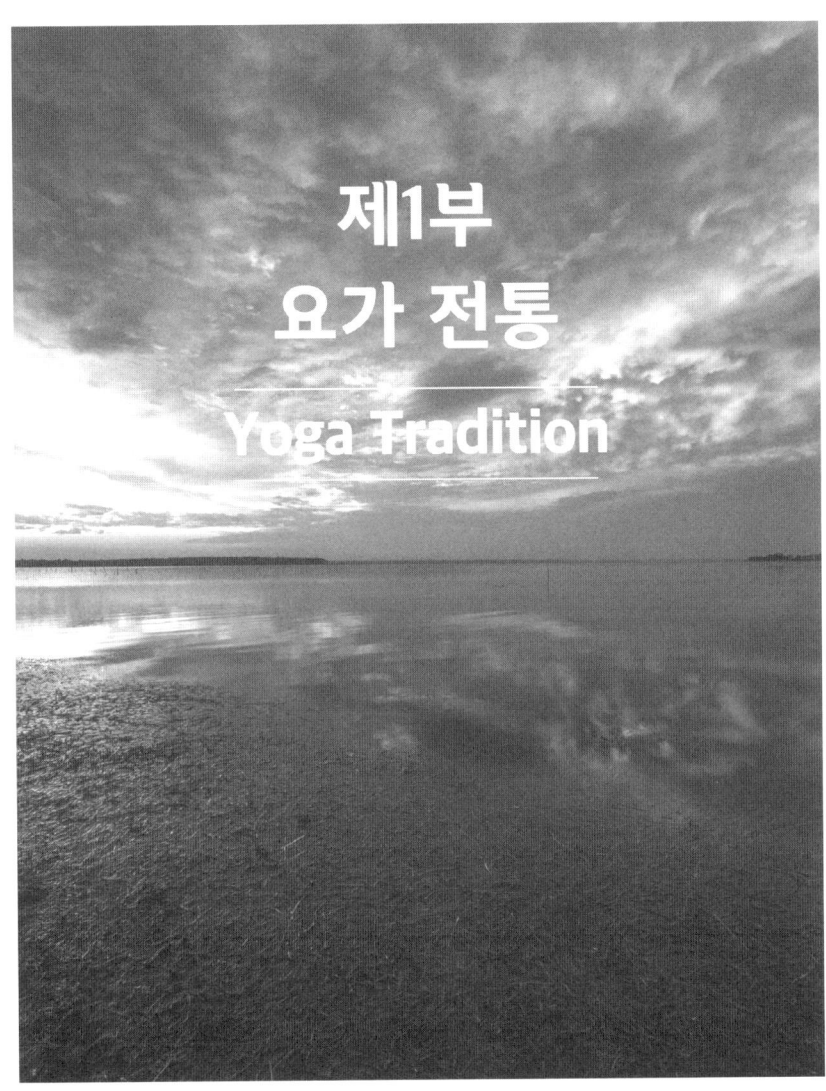

1. 베다요가 전통
Vedic Yoga Tradition

요가에는 두 가지 주요한 전통이 있는데 탄트라tantra와 베다veda 전통이다. 탄트라 전통이 현대 생활양식에 더 잘 맞지만, 베다나 우파니샤드의 요가 개념도 현대적으로 의미가 깊다. 베다는 현인과 성인들이 쓰거나 말씀하신 영적이고 윤리적이며 형이상학적인 개념으로 오랜 세월동안 축적된 사상의 집합체이다. 이런 사상 체계는 사나탄 문화sanatan culture라는 철학 논문으로 전해져왔다. 사나탄은 영원하다는 의미로, 철학적 사상을 바탕으로 실제적인 가르침을 안내해 주고, 계율을 실천하여 올바른 생활방식을 채택하며, 명상을 통해 궁극적으로 신과 합일하는 것을 목표로 한다. 베다는 이 범주에 들어간다.

사나탄 문화를 구성하는 여섯 개 주요 사상의 학파에는 베단타vedanta, 상키야samkhya, 니야야nyaya, 바이쉐에쉬카vaisheshika, 우타라uttara 그리고 포르바 미맘사poorva mimamsa가 있다. 그리고 다양한 형태와 하위 철학 체계 내에 탄트라가 있다. 이런 다양한 사상 체계와 학파는 오로지 영적 지식을 다룬다. 이를 '다르샨darshan'이라고도 하는데 다르샨은 철학이라는 뜻이다. 다르샨은 단순히 사상 철학이나 학파를 의미하기보다는 좀 더 직접적으로 보고 경험하고 이해하는 것을 의미한다. 이러한 사상들의 학파들은 다음과 같은 다섯 개 기본 질문에서 발전했다.

1. 우리 몸의 구성원은 무엇이며 그것은 어떤 작용을 하는가?
2. 프라나prana는 무엇인가? 프라나는 물질적인 신체와 어떻게 작용하는가?
3. 각기 다른 형태의 프라나는 왜 나타나며 물질과 다른 요소들이 창조되는 이유는 무엇인가?
4. 아트마atma 즉, 영혼은 무엇인가? 어떻게 경험하는가?
5. 초월, 해방, 구원, 자유 등에 어떻게 이를 수 있는가?

이 다섯 가지 질문은 내면의 본질을 깨닫기 위한 방법을 탐구하는데 기본이 된다. 요가, 탄트라, 베단타, 상키야에서 영성의 개념은 이 다섯 질문을 중심으로 해서 명확하고 구체적인 답을 주기 위한 노력이며 그 답 중 하나가 요가이다. 그 중 최상의 요가는 수랏 샵드 요가surat shabd yoga이다.

최초 베다 시대의 리쉬들도 요가를 가르쳤다. 영성을 깨닫기 위한, 신과의 합일을 달성하기 위한 요가 수행을 '샵드 요가' 또는 '수랏 샵드 요가'라고 한다. 이 샵드 요가에 대한 설명은 파탄잘리의 요가수트라와 불교경전, 우파니샤드upanishad, 야주르 베다yajur veda에서도 볼 수 있다.

이슬람의 성인들도 성전(聖典) 안에 이 수행법을 설명해 놓았으며 인도의 성인들 중에는 카비르, 구루 나낙, 다두, 팔투, 아마르다스, 사조 바이, 앙가드 등이 있다. 그 외에도 수많은 성인들이 수랏 샵드 요가를 가르쳤으며 그들이 남긴 글에서 이 요가에 대해 충분히 설명하고 있다.

2. 사나탄 문화
Sanatan Culture

베다 문화는 사나탄 문화 혹은 영원한 문화라고도 한다. 요가 또한 일찍이 사나탄 문화를 통해 전해져왔다. 사나탄은 정해진 종교적 교리가 없기 때문에 종교는 아니다. 종교의 한 측면인 다르마dharma는 우주의 원리, 법칙과 행위이며 인간의 모든 차원을 포함하고 있기 때문에 불변하는 개념이다. 다르마는 모든 차원의 인간 경험을 아우르며 외적이고 개인적이면서 동시에 보편적이기도 하므로 사나탄이라고 한다. 사나탄 문화의 개념은 세 영역으로 나뉜다.

1. **지혜의 영역/즈나나 칸다**Jnana Kanda : 삶의 과정에서 얻어지는 경험적 지식이 바탕이 된다.
2. **행동이나 의식의 영역/카르마 칸다**Karma Kanda : 신체, 정서, 정신, 영적인 것으로, 이 모든 영역을 사용하면서 세상을 살아가는 삶의 양식을 말한다.
3. **예배의 영역/우파사나 칸다**Upasana Kanda : 용서, 양보, 신뢰, 그리고 더 높은 자아에 대한 개념과 그와 같은 개념과 사상들을 포함한다.

인생에는 네 가지 목적이 있다.

1. **아르타**Artha : 물질적인 필요/욕구로, 외부적인 사회생활과 관련된 목표이다.
2. **카마**Kama : 감정적인 필요/욕구로, 충족될 필요가 있는 욕망과 감정에 관련된 것이다.
3. **다르마**Dharma : 윤리법칙으로, 몸과 마음, 자아에 대한 의무와 책임이다.
4. **목샤**Moksha : 영적목표로, 영적인 자유를 향한 욕망이다.

인생에서 이 네 가지는 자아실현을 위해 필수적이다.
사나탄 문화는 진보적인 발전을 위한 네 가지 원칙을 말하는데, 이들이 결합, 합일되면 인생에서의 네 가지 목적 달성이 한결 쉬워진다.

1. **베라기야**Vairagya : 무집착
   무집착은 천천히 그리고 점차적으로 길러지는 자질이다.
2. **비베카**Viveka : 올바른 이해, 인식, 식별력
   바른 이해와 인식은 지혜로부터 나오며, 지혜는 경험의 산실이다. 지혜의 자연스런 표출을 비베카라고 한다.
3. **슛탓타**Shuddhata : 선, 미덕
   덕이나 선이라 불리는 행위다. 그 상호작용을 포함한 것이다. 욕망과 부정성이 없으며 무엇보다 모든 면에서 삶에 대해 순응하는 것이다.
4. **무무크슈트바**Mumukshutva : 완전함의 갈망
   욕망은 마음의 수준이며, 완성은 그 마음을 초월한 상태이다.

사나탄 문화는 우리가 태어나서 죽을 때까지 완성을 추구하기 위해 점진적으로 노력하는 과정을 보여준다.

1. **브라마차리야 아쉬라마**Brahmacharya Ashrama
   인생의 첫 번째 단계로서, 아르타의 한 면인 물질적인 욕구를 충족시키기 위해 지식이나 일

에 대해 열망하는 것을 가르치고 배우는 기간으로 25세까지를 말한다.

2. **그리하스타 아쉬라마**Grihastha Ashrama

    25세에서 50세까지 한 가정의 가장으로서의 단계이다. 우리는 정서적인 필요나 욕망을 채우기 위해 결혼을 하고, 가정을 이루고, 또 그 가족을 부양하기 위해 일을 한다.

3. **바나프라스타 아쉬라마**Vanaprastha Ashrama

    50세에서 75세까지 은퇴/물러남의 단계이다. 가족이나 사회에 대한 의무와 모든 다르마를 완성을 한 후의 단계이다. 이 단계에서의 역할은 우리와 연관된 사람들에게 올바른 삼스카라를 제공하고 그들이 성장하고 발전하도록 격려하여 힘의 원동력이 되어주는 등 다르마를 이행하는 것이다.

4. **산야사 아쉬라마**Sannyasa Ashrama

    75세에서 100세까지 포기/버림의 단계이다. 이것은 은둔하라는 의미가 아니다. 이 개념은 고통이나 기쁨, 공평이나 불공평한 것들에 대해서 언제나 균형 잡힌 관점을 유지하는 것이다.

사나탄 문화에서는 박티(헌신), 묵상, 기도, 명상은 독자적으로 분류하지 않았다. 박티는 모든 개인 안의 고유한 부분이라고 사나탄 문화는 믿고 있다. 헌신, 믿음 또는 순종할 수 있는 능력은 마음과 영이 열린 결과이다. 마음이 닫혀 있고 영적인 목표가 없다면 박티, 믿음, 순종은 있을 수 없다. 박티는 인격의 총합적인 부분이라고 사나탄 전통은 믿고 있다. 내려놓고 자신을 활짝 열 수 있는 능력은 우리 각자에게 고유하다. 그 충만한 영광 속에 있는 박티를 경험할 수 있는 길은 오직 지혜와 미덕을 계발하고 마음을 집착 대상에서 분리해야 가능하다. 사나탄 전통은 인간의 모든 믿음의 정점이다.

육체는 아름다운 마을과 같다.

육체는 삶의 목표를 달성하는데 없어서는 안 될 중요한 역할을 한다.

육체는 비록 소모되는 것이기도 하지만

그 자체로서 영적수행을 위한 도구의 역할을 하므로

좋은 상태를 유지해야 한다.

아사냐는 육체와 정신을 정화하고

질병 예방과 원인을 치유하는데 큰 영향을 미친다.

생리학적 차원에서 영적 차원에 이르기까지 모든 단계에서 변화를 일으킨다.

건강이란 육체와 정신 그리고 영혼의 미묘한 균형이다.

아사나와 프라나야마는 함께 연습하지 않는다.

프라나야마를 배우기 전에 먼저 아사나의 확고함과 고요함에 도달하라.

아사나가 잘 수행되면 프라나야마는

자연스럽게 따라온다는 사실을 깨닫게 된다.

야마yama, 니야마niyama, 아사나asana, 프라나야마pranayama는

카르마 요가karma yoga의 중요한 부분이다.

프라타하라pratyahara, 다라나dharana는

즈나나 요가jnana yoga의 일부분이다.

디야나dhyana과 사마디samadi는

헌신과 사랑의 박티 요가bhakti yoga이다.

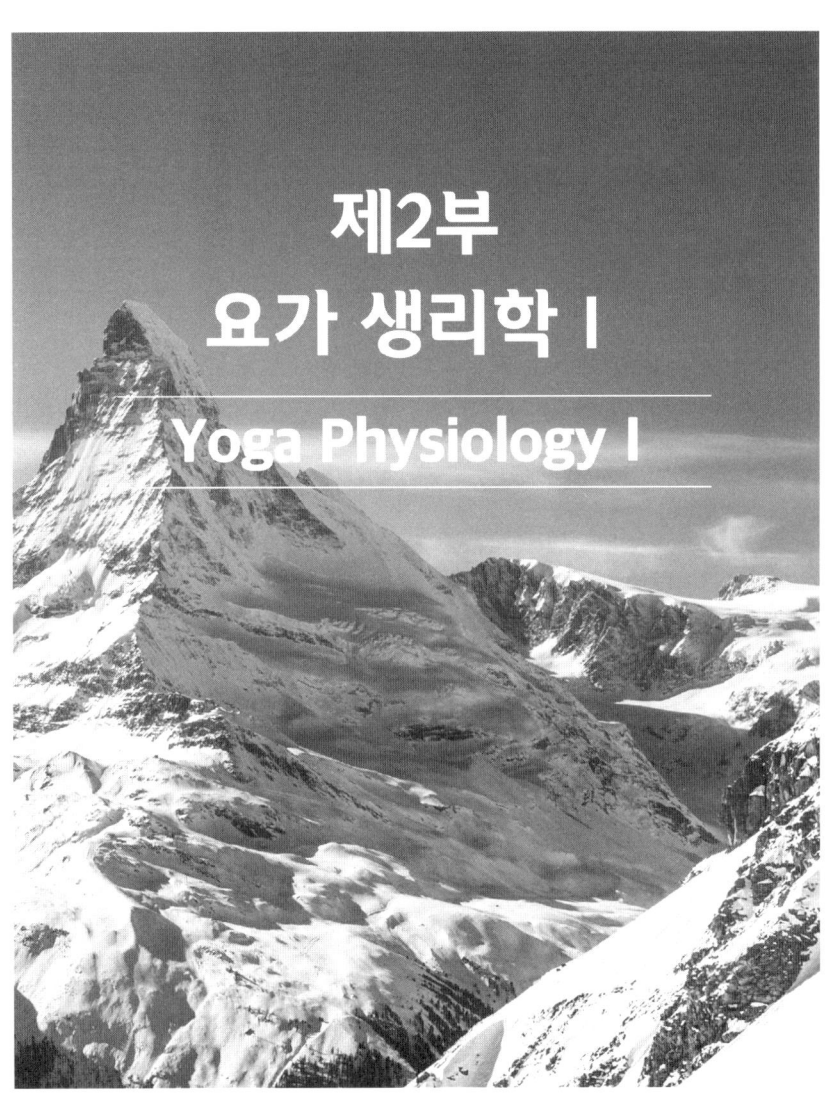

제2부
요가 생리학 I
Yoga Physiology I

RYTK400

3. 사트 카르마 Sat Karma

하타 요가전통에는 육체정화행법으로 여섯 가지의 사트 카르마sat karma가 있다. 사트는 '6'을, 카르마는 '행위'를 의미한다. 사트 카르마의 주된 목적은 두 개의 주된 프라나의 흐름인 이다ida와 핑갈라pingala 사이에 균형을 이뤄 육체와 정신의 정화와 균형을 이루는 것이다.

사트 카르마는 몸의 세 가지 도샤dosha의 균형을 위해서도 수행하는데, 도샤는 기질이란 의미로 바타vata, 피타pitta, 카파kapha로 구성된다. 아유르베다에 따르면 도샤가 부조화를 이루면 질병이 생기는데 사트 카르마를 수행하면 몸의 독소를 정화할 수 있다. 사트 카르마는 강력한 행법이므로 경험이 없는 사람이 혼자 수련해서는 안 되고 안내자의 가르침에 따라 배워야 한다. 여섯 가지 사트 카르마는 다음과 같다.

- **트리타카**Tritaka (For Eyes) : 집중력을 발달시키기 위해 한 점이나 대상을 응시하는 행법
- **잘라 네티**Jala Neti (For Nose) : 코의 통로를 깨끗하게 하고 정화하는 행법이다.
- **수트라 네티**Sutra Neti (For Breathing Problem) : 물 대신 면실을 사용한다.
- **쿤잘**Kunjala (For Abdominal Problem) : 물로 위장을 정화하는 행법이다.

- **카팔라바티** Kapalabhati (Frontal Brain Cleansing Process) : 뇌의 앞부분을 정화하는 호흡행법
- **바스티** Basti (For an Excretory Organ) : 대장을 세척하고 정상화하는 행법

3.1 트리타카 Tritaka

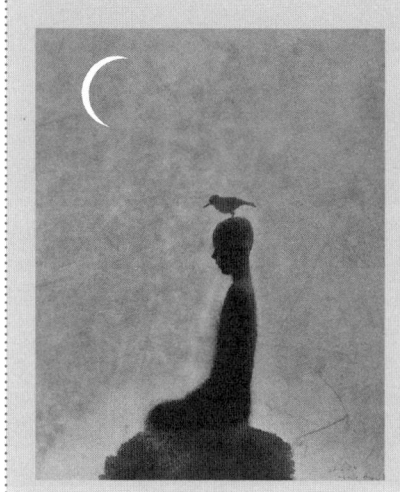

이 행법은 하나의 점, 또는 한곳으로 정신을 집중하는 방법이다.
시력의 결함을 없애고 정신력을 확대시키며 의식집중에 크게 기여한다.
최고의 집중력을 이끌어내는 방법 중 하나이다.

●● **방법**

- 가벼운 초를 작은 탁자 위, 앉았을 때 불꽃이 눈높이에 오게 둔다.
- 초와 1미터 정도 거리를 두고 머리와 척추를 바르게 하여 편안한 자세로 앉는다.
- 눈을 크게 뜨고 불꽃을 바라본다.
- 눈을 깜박이거나 눈동자를 움직이지 않도록 노력한다.
- 1~2분 후 눈이 피로해지거나 눈물이 날 때 부드럽게 눈을 감는다.
- 다시 눈을 뜨고 불꽃을 바라본다.
- 이런 방식으로 3~4회 계속한다.

- 과정을 마치고 눈을 뜨기 전에 2~3회 손바닥을 비벼 열이 나게 한 후 손바닥을
  오목하게 해서 눈 위에 둔다.

●● 주의사항

- 고요한 불꽃으로 수련해야 하므로 외풍이 있는 곳에서는 하지 않는다.
- 깜박이지 않고 볼 수 있는 능력은 수련을 할수록 늘어나므로 무리하지 않는다.
- 눈의 질환이 있는 경우 촛불 대신 검은 점을 사용해도 된다.

●● 효과

- 눈을 맑고 밝게 한다. 신경계를 조화롭게 하고 신경과민, 불안, 우울증과 불면증을
  완화한다. 기억력을 증진시키고 집중력과 의지력이 계발된다. 명상을 위한 준비 단계로
  탁월하다. 억압된 강박관념, 산만한 생각을 정화하는데 뛰어난 행법이다.

3.2 잘라 네티 Jala Neti

육체정화행법과 관련해서 네티는 코와 연관되는 여러 동작이나 자세를 뜻한다. 코와 관련된 축농증, 비염, 기침은 물론 눈의 질병이나 시력, 귀의 문제점을 보완한다. 만성두통, 불면증, 졸음병에 아주 좋으며, 탈모를 예방하기도 한다. 우리는 현시대의 고도의 경쟁적인 삶에서 오는 긴장감과 스트레스로 다양한 질환에 취약하다. 심신의 질병들은 몸과 마음의 긴장감에서 발생한다. 요가는 연구, 조사를 통해 도출해낸 과학적인 설명을 기반으로 현대사회가 안고 있는 여러 가지 건강상의 문제를 해결하는데 도움을 준다.

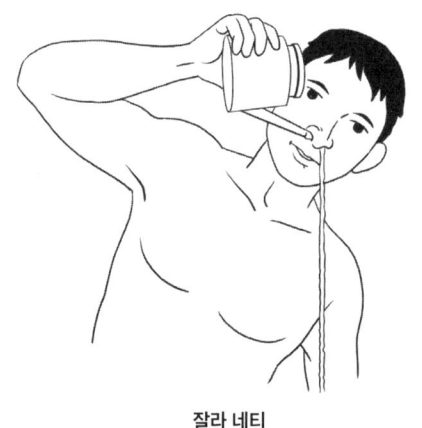
잘라 네티

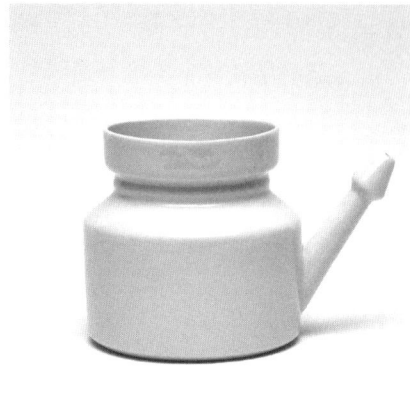
네티팟 neti pot

●● 방법 1단계

- 네티팟에 체온과 비슷한 온도의 물을 0.57 리터(ℓ) 넣고 찻숟가락 하나 가득 소금(죽염이나 구운 소금)을 넣어 완전히 섞는다.
- 소금의 농도는 찝찔한 맛이 느껴질 정도로 맞추는데 체액과 삼투압을 같게 해서 점액질 막의 자극을 최소화하는 것이다.
- 체중을 두 발에 균등하게 나누고 다리를 어깨너비로 벌려 바르게 서거나 다리를 어깨너비로 벌리고 등을 펴 바르게 앉는다.
- 허리를 30도 정도 숙이고 머리를 왼편으로 기울인다.
- 오른쪽 콧구멍에 네티팟 주둥이를 부드럽게 넣고 물을 흘린다. 호흡은 입으로 한다. (도중에 코를 풀지 않는다.)
- 물의 절반이 빠져나오면 머리를 반대로 하고 왼쪽 콧구멍에 네티팟 주둥이를 넣고 과정을 반복한다.

●● 방법 2단계

- 바르게 선 후 허리를 앞으로 조금 숙여 코로 숨을 세게 3번 정도 토한다.
- 허리를 숙인 채 왼쪽으로 고개를 약간 돌려서 3번 토한다.
- 오른쪽도 같은 방법으로 한다.

- 다시 바르게 서서 숨을 크게 마시고 토하면서 우쟈이 호흡을 한다.

●● 방법 3단계 (마무리)

- 바스트리카 호흡을 한다.

  아랫배를 수축하며 숨을 강하게 토하고 같은 속도로 강하게 마신다.

  들이 쉬고 내쉬는 숨이 풀무처럼 활기차고 힘이 넘치게 한다.

- 카팔라바티 호흡을 한다.

  들이쉬기는 느리게 하고 내쉬기는 힘차게 한다.

- 마무리는 꽃향기를 맡듯이 깊이 숨을 마시고 천천히 내쉬며…

  온몸에 원기를 충전시킨다.

●● 주의사항

- 물은 코를 통해서만 흘러나와야 한다. 물이 목이나 입으로 들어가면 머리 자세를 조정할 필요가 있다. 코는 수련 이후에 알맞게 건조해야 한다.
- 코에 만성 출혈이 있는 사람은 전문가의 지도에 따라 수련한다.

●● 효과

- 비강의 점액과 오염을 없애주므로 공기가 잘 소통된다. 천식, 폐렴, 기관지염 같은 호흡기 질환을 예방하고 조절하는데 도움이 된다.
- 근시, 알레르기성 비염, 감기 등 눈, 귀, 목 관련 다양한 질환을 완화하는데 좋다.
- 코의 여러 말단 신경을 자극하고 뇌의 활동을 개선한다.
- 오른쪽과 왼쪽 콧구멍이 균형을 이루면 순환과 소화를 관장하는 몸 전체의 균형과 조화를 이루는데 도움이 된다.

3.3 수트라 네티 Sutra Neti

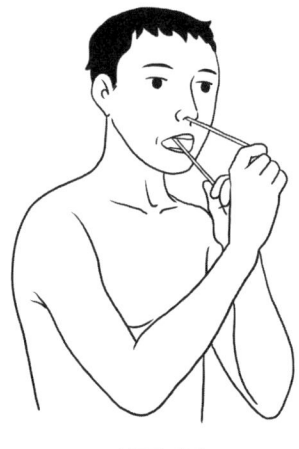

수트라 네티

●● **방법**

- 서거나 쪼그려 앉는 자세 중 편한 자세를 취한다.
- 전신을 이완하고 머리를 약간 뒤로 기울인다.
- 더 잘 들어가는 쪽 콧구멍으로 고무관의 좁은 끝을 부드럽게 서서히 삽입한다.
- 관을 비틀면서 삽입하면 조금 더 쉽게 들어간다.
- 고무관 끝점이 코의 바닥 아래쪽을 향하게 한다. 곧게 펴서 밀지 않는다.
- 관이 목 뒤에 이르면 엄지와 검지 혹은 검지와 중지를 입에 넣어 관을 입을 통해 부드럽게 서서히 잡아당긴다.
- 양 손가락으로 관 끝을 각각 잡고 15번 서서히 부드럽게 앞뒤로 당긴다.
- 코로 서서히 관을 제거하고 반대쪽 콧구멍도 같은 방법으로 반복한다.

●● **주의사항**

- 코의 내부는 아주 섬세하므로 어떤 상황이든 힘을 가해 억지로 하지 않는다.
- 고무관은 항상 깨끗하게 보관하고 완전히 건조시킨다.
- 잘라 네티가 완전해지기 전에는 수트라 네티를 하지 않는다.

●● 효과

- 잘라 네티와 효과는 같은데 수트라 네티는 치우친 코 격막의 문제를 교정할 수 있다. 어느 쪽 콧구멍이라도 자유롭게 숨이 흐르지 않는다면 변형된 뼈나 살 때문이므로 수트라 네티를 규칙적으로 하면 마찰력으로 이런 방해물을 제거할 수 있다.

3.4 쿤잘 Kunjala

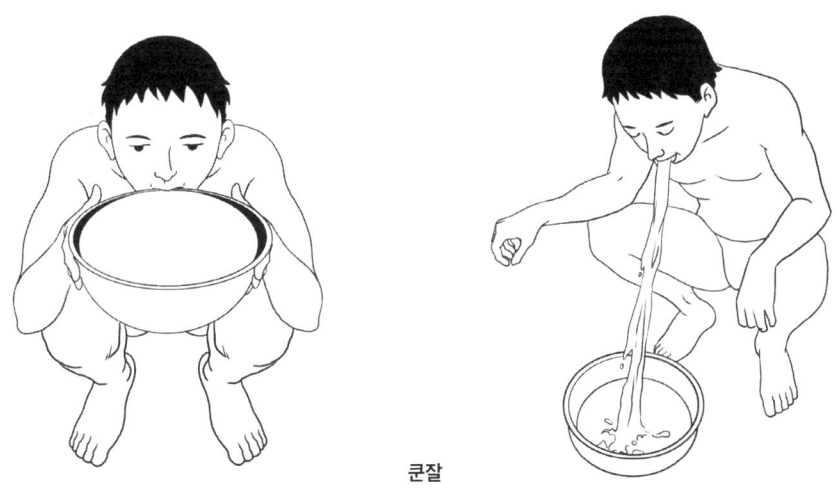

쿤잘

식도에서 위장까지의 소화 계열의 정화행법으로서 그릇을 깨끗이 씻듯이 우리의 뱃속 특히, 위장을 따뜻한 물로 씻어내는 행법이다. 여러 병에 대한 면역성이 생기며 소화계통의 질병에서 해방될 수 있다.

●● 방법

- 물과 죽염을 준비한다.
- 체온과 비슷한 온도의 물 2리터(ℓ)에 죽염을 찻숟가락으로 네 번 정도 첨가한다.

(잘라 네티와 비슷한 온도와 농도로 맞춘다.)
- 화장실이나 야외 배수구 근처의 적합한 장소에 쪼그리고 앉는다.
- 준비된 물을 가능한 한 빨리 마신다. 물을 조금씩 마시는 것이 아니라 많은 양을 빨리 마시는 것이 가장 중요하다. 위장이 가득 찰 때까지 마신다.
- 위장이 가득 차면 토할 것 같은 충동이 저절로 생긴다.
- 이때 몸을 앞으로 숙여서 몸통을 가능한 수평을 유지한다.
- 입을 벌리고 엄지와 중지를 혀 안쪽 깊숙이 넣어 부드럽게 문질러 위장에서 물이 뿜어져 나오도록 한다. 뿜어져 나올 때는 손가락을 뺀다.
- 물줄기가 다 나오면 다시 손가락을 입에 넣고 과정을 반복한다.

●● 주의사항
- 손톱이 길면 목구멍을 손상시킬 수 있으므로 짧게 자른다.
- 수련 전 최소 6시간 이상은 공복 상태여야 한다.
- 처음에는 마신 만큼 물이 다 나오지 않을 수 있다. 반복해서 수련하면 마신만큼 다 나오게 된다.
- 물이 탁할 수 있는데 이것은 위장에 남은 음식, 담즙, 점액질이 발효되어 그럴 수 있다.

●● 효과
- 소화불량, 위산과다, 가스 등 위장의 문제를 해결하는데 도움이 된다.
- 과도한 점액질이 제거되고 기침, 감기, 천식 등 호흡기 관련 질환을 치료하는데도 도움이 된다.
- 마음의 무력감이나 억눌린 감정과 응어리를 풀어내는데 도움이 된다.

3.5 카팔라바티 Kapalabhati

카팔라kapala는 두개골, 바티bhati는 빛 또는 광채를 의미한다. 들숨은 느리고 날숨은 힘차다. 카팔라바티는 뇌에 활력을 불어넣어 활성화하는 작용을 하며, 간과 비장, 췌장, 복부 근육을 활성화해 활기 있게 하며 소화기능을 향상시킨다. 공동을 마르게 하고 콧물이 흐르는 것을 막아준다. 또한 환희의 감정을 불러일으킨다.

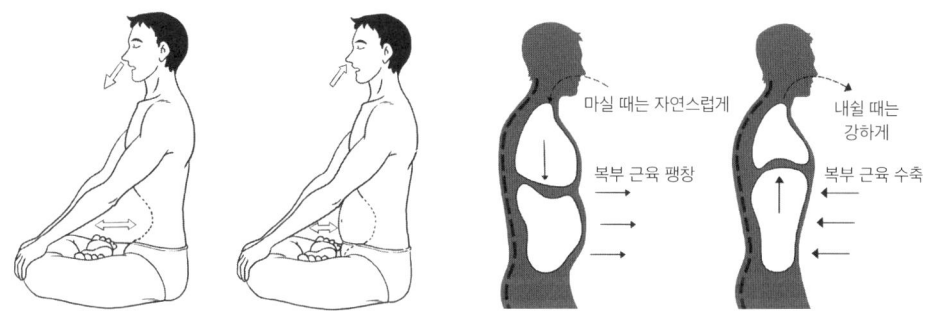

카팔라바티

●● **방법**

- 척추를 바르게 세우고 앉아 손은 무릎에 친chin 또는 기야나gyana 무드라를 한다.
- 눈을 감고 전신을 이완한다.
- 복부를 팽창하면서 양쪽 콧구멍으로 깊이 들이쉰다. 그리고 복부 근육을 강하게 수축하면서 내쉰다.
- 다음 마시기는 반사작용으로 복부근육을 팽창시킨다. 들이쉬기는 노력하지 않고 자연스럽게 반작용으로 되돌아오게 해야 한다. 처음에는 10회 수행한다.
- 호흡을 마친 후 깊게 들이쉬고 내쉰다. 이것이 1회이다.
- 3~5회 수련하되 횟수를 늘리려면 전문가의 지도에 따라 수련한다.

●● **주의사항**
- 숨소리가 작아지면 즉시 중단한다. 새로 시작하든지 호흡 주기나 횟수를 줄인다.
- 현기증이나 통증, 불안감이나 긴장을 느끼면 즉시 중단한다.
- 체력이 약하거나 폐 기능이 좋지 않는 사람은 혈관에 손상을 줄 수 있기 때문에 수행하지 않는다.

3.6 바스티 Basti

바스티는 장들과 결장을 청소하는 절차이다. 병은 위가 아니라 장에서 생긴다는 것이 요가의 이론이다. 우리가 먹는 음식은 흡수를 위해 위장에서 소장과 대장으로 내려간다. 음식 조각이 장의 한쪽 끝에서 다른 쪽 끝으로의 이동하는 데는 많은 시간이 걸리는데 소화된 음식의 일부는 장의 주름에 걸려 남는다. 이 음식 찌꺼기들은 부패하기 시작하면서 산과 더러운 냄새를 내뿜는다. 장에서 음식 조각들이 부패하면 몸에서 병을 일으키는 독소를 생산한다. 그러므로 신체에 독소가 쌓여 오염되지 않고 신선한 영양이 제대로 흡수될 수 있도록, 분해된 음식 조각을 장에서 청소하는 행법이 바스티이다.

장을 청소하는 행법에는 두 가지가 있다. 바스티는 물이나 공기로 할 수 있는 자연스러운 관장법이다. 이 행법에서는 항문 괄약근 수축을 이용해서 물이나 공기를 항문 속으로 빨아들인다. 물이나 공기는 잠시 동안 내부에 유지되는데, 이것이 역 세력 또는 진공을 만들어 물이 다시 밖으로 흘러나가게 된다. 특히 변이 마르고 굳어졌을 때 대장을 청소하기 위해 효과적이다. 물이 가득 찬 통에 앉거나 강이나 연못에서 허리나 목까지 담근 채 할 수 있다. 그러나 염소로 소독한 수영장에서 해서는 안 된다. 만일 순수하지 않은 조건에서 한다면 청소하고 정화하여 건강해지는 것이 아니라 오히려 해가 될 수도 있다. 다른 하나는 샹카프락샬라나 수행으로 고급단계에서 할 수 있으며 안내자가 필요하다.

바스티는 복부, 직장의 근육들의 주체성을 조절, 능력을 발전시키는데 탁월한 비법이다. 신경 선과 그 말단부까지도 활발해지면 복부로 많은 피를 흡수하고 배설 기능도 향상되며 내장이 마사지되어 효과가 탁월하다.

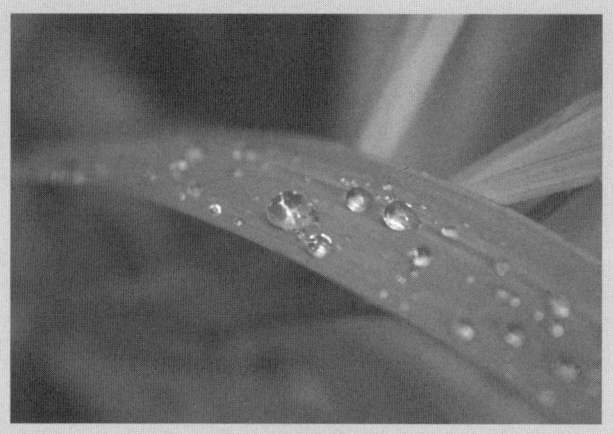

'숨Ayu'을 일평생이라 한다...

요가수트라에서 파탄잘리는 다양한 종류의 프라나야마에 관해서 말하는데
마시기와 내쉬기 그리고 쿰박(보유/유지)이
세 가지 중요한 프라나야마라고 기록되어있다.
호흡은 프라나를 의식/자각하는데 상당히 중요한 역할을 한다.

요가문헌에는 프라나야마 과정의 푸라카pooraka, 레차카rechaka,
쿰박kumbhaka의 호흡기술의 조화와 완성된 과정이 기술되어 있다.

숨을 들이마시는 푸라카 동안에는 놀라울 만큼 차가운 느낌이 존재한다.
숨을 내쉬는 레차카일 때는 마음이 텅 비게 된다.
생각이나 어떤 종류의 정보도 존재하지 않는다.

프라나야마의 마지막 단계가 완성되면, 신체적, 정신적, 영적 경험이 존재하는데
이 영적 경험이 우리가 가지는 행복할 권리birthright이다.

4. 프라나야마와 호흡기관

프라나에 대해서

프라나prana를 설명하는 것은 어려운 일이다. 프라나는 전 우주의 모든 차원에 스며들어 있는 에너지이다. 물질적, 정신적, 지적, 성적인 에너지이며, 동시적이고, 우주적인 에너지이다. 모든 진동하는 에너지가 프라나이다.

우파니샤드upanisads에 따르면 프라나는 생명과 의식에 관한 원리이다. 진정한 자아atma와 동일한 것이다. 프라나는 우주 모든 존재의 생명의 호흡이다. 우주의 존재들은 그것을 통해 일어나고 그것에 의해 살아간다. 그리고 죽을 때는 개별적 호흡이 우주적 호흡 속으로 용해된다. 프라나는 생명의 수레바퀴의 중심이다. 모든 것이 그 속에 있다.

프라나는 대개 호흡으로 번역되지만, 그것은 프라나가 인간의 육체에서 드러내는 여러 양상 중 한 가지에 불과하다. 호흡이 멈추면 생명도 끝난다. 고대 인도의 현자들은 신체의 모든 기능이 다섯 가지 생명력prana-vayus에 의해 이루어진다는 사실을 알고 있었다. 그것은 프라나prana, 아파나apana, 사마나samana, 우다나udana, 비야나vyana이다.

이들 각각은 모든 존재 속에 내재되어있는 원시적 존재 원리, 즉 생명에 없어서는 안 될 우주의 힘(생명의 바람)의 여러 측면을 나타낸다. 신은 하나뿐이지만 현인들은 그를 여러 이름으로 표시하듯, 프라나도 여러 가지 명칭으로 나타난다. 프라나야마pranayama는 하나의 기술이며 호흡기관을 의도적으로 리듬에 따라 강도 높게 움직이고 확대하는 기술이다. 들이쉬기puraka, 내쉬기rechaka, 숨을 보유/유지kumbhaka하는 미묘한 흐름으로 이루어진다. 푸라카는 전신을 자극하며, 레차카는 오염된 공기와 독소를 배출하고, 쿰박은 몸 전체에 에너지를 분배한다. 그 움직임은 수평적 확대, 수직적 상승 그리고 폐와 흉곽의 원형적 확장으로 나타난다. 아사나 훈련은 프라나의 흐름을 방해하는 장애물을 제거해주며 프라나야마의 훈련은 몸 전체 프라나의 흐름을 조절해 준다.

호흡기관의 구조와 작용

구분	내 용
구조	폐의 기도(氣道) : 7만 2천 개. 오른쪽 폐는 3엽, 왼쪽 폐는 2엽으로 구성 허파 꽈리 : 3억 개, 면적은 자신의 신체 넓이의 20배
산소 섭취	마시는 공기 중에 산소 약 21%, 질소 79%, 탄산가스 0.04%, 내쉬는 공기 중의 산소 15.8%, 질소 80%, 탄산가스 4%
산소 소비	두뇌에는 30~40% 정도의 산소량이 소비된다. 산소가 30초 이상 두절되면 기억력을 잃게 되고, 5분 정도는 신체에 불치의 변화를 가져온다. 평상시 5% 정도가 부족하면 현기증을 일으키고, 15% 부족하면 기절할 수 있다. 각종 장 기관에서는 50% 정도의 산소를 소비하며 심장에서는 7% 정도가 필요하다. 기타 소비되는 3%가 적절한 비율로 조정되고 있으나 산소공급이 30분 이상 중지되면 심장은 그 기능을 상실한다.
호흡의 심도	1분에 16회 기준으로 볼 때 3500cc 폐활량(肺活量)인 경우 1회 호흡 시 500cc 가량의 산소가 드나들며 남아있는 잔기는 3000cc 이상이다. 깊은 호흡으로 전신에 프라나가 충분히 공급된다.
호흡의 속도	1분을 평균 기준으로 비교한다면 사람의 호흡 횟수는 15회 정도이다.

프라나야마의 목적

갓난아기의 경우는 폐활량의 90%가량을 사용하는데 비해 일반 성인들은 자신의 폐활량의 10~15% 밖에는 사용하지 않는다. 우리는 태어나서 죽음에 이르기까지 끝없이 숨을 쉬고 있지만, 대부분의 사람들이 올바른 호흡법을 알지 못하고 편한 데로 숨을 쉰다.

폐활량이 줄어드는 가장 큰 원인은 바로 호흡의 방법 때문이다. 호흡은 몸의 건강뿐 아니라 마음을 다스리는 데도 큰 영향을 미친다. 호흡은 몸과 마음의 연결 고리이자 통로로 마음과 몸을 하나로 만들어준다. 요가에서 호흡을 중요한 수행법으로 삼아온 것도 이 때문이다.

프라나야마의 목적은 호흡기관이 최대한으로 기능하게 하고 에너지가 흐르는 통로인 나디의 정화를 돕는 것이다. 그러면 자동으로 순환계가 향상된다. 순환계가 좋지 않으면 소화와 배출 과정이 어렵다. 독소가 몸에 쌓이고 질병이 전신에 퍼지며 좋지 못한 몸 상태가 습관적으로 지속된다.

호흡계는 정화된 몸과 정신, 지성으로 가는 문이다. 그 문의 열쇠가 프라나야마이다. 호흡은 단세포로 된 아메바로부터 인간에 이르기까지 모든 생명체의 근본이다. 음식이나 물이 없는 상태에서는 며칠이라도 살 수 있지만, 호흡이 정지되면 생명도 끝난다. 호흡은 어머니와 떨어져 독립된 개체로 살아가면서부터 시작되고 생명이 다했을 때 끝난다. 태아가 아직 자궁 속에 있을 때는 어머니의 피를 통해 산소가 공급되므로 폐는 기능할 필요가 없다. 아이가 태어나면 뇌의 지시에 따라 첫 생명의 숨이 시작되는 것이다. 사람이 살아가는 동안 대부분의 경우, 호흡의 깊이와 속도는 신경계를 통해 자가 조절된다. 호흡의 목적은 세포가 끊임없이 필요로 하는 신선한 산소를 조절하고 통제된 방식으로 공급하며 세포 속에 누적된 이산화탄소를 배출하는 것이다.

호흡의 주기는 세 부분으로 나뉘어 들이쉬기, 내쉬기, 멈추기로 구성된다. 들이쉬기는 흉곽을 능동적으로 확장해 폐에 신선한 공기로 가득 차게 한다. 내쉬기는 탄력성이 있는 흉곽 벽이 정상적 수동 상태로 다시 수축하는 과정으로, 오염된 공기를 내보내어 폐를 비어있게 한다. 이 세 가지가 모여 호흡의 한 주기를 형성한다. 호흡은 심장 박동에 영향을 준다. 숨을 오래 멈추고 있는 동안은 심장의 박동이 느려지며 결국 심장 근육이 그만큼 더 휴식할 수 있다.

오른쪽 폐와 왼쪽 폐는 모양과 용적이 다르다. 대부분의 사람은 주먹 크기의 심장이 왼쪽에 있어 왼쪽 폐가 더 작다. 왼쪽 폐는 한 엽 위에 또 한 엽이 있는 형태로 2개의 엽으로 나누어진다. 반면 오른쪽 폐는 3개의 엽으로 구성되어 있다.

폐는 횡격막이라 불리는 얇은 막으로 덮여 있다. 횡격막은 흉강과 복강을 분리하는 근육 같은 경계 막으로 커다란 돔 모양을 하고 있다. 흉곽 하단부 둘레 전체에 걸쳐 고정되어있는 횡격막은 뒤로는 요추골과 양 측면으로는 하단부 6개의 갈비뼈, 그리고 정면으로는 단도 모양을 한 흉골 연골과 유착되어 있다. 횡격막 위로는 심장과 폐가 있고 그 아래로는 오른쪽에 간, 왼쪽에는 위와 비장이 자리 잡고 있다.

호흡계

횡격막은 가슴과 배를 나누는 근육으로 된 막인데 뒤집어 놓은 밥그릇처럼 위로 휘어져 있다.

숨을 마실 때 횡격막은 수축하여 아래로 내려가며 편평해지고 내쉴 때는 올라가 원래대로 휘어진다. 오른쪽 횡격막 아래는 복부기관 중 가장 큰 간이 있고 왼쪽 횡격막 아래에는 위와 비장이 있다. 오른쪽 횡격막의 돔모양은 왼쪽보다 높다. 그래서 간은 위와 비장보다 덜 눌린다. 폐를 채우기 위해 숨을 크게 마실 때 간이 위치한 횡격막 오른쪽 아래 부분에 저항감이 커지는 것을 느낄 수 있다. 양쪽 폐를

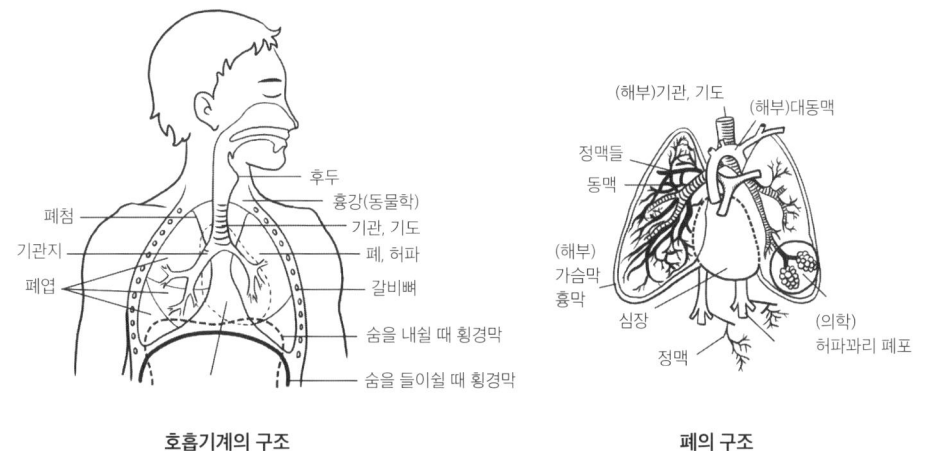

호흡기계의 구조　　　　　폐의 구조

동일하게 가득 채우려면 오른쪽에 있는 횡격막과 가슴의 움직임에 특별히 노력과 주의를 기울여야한다.

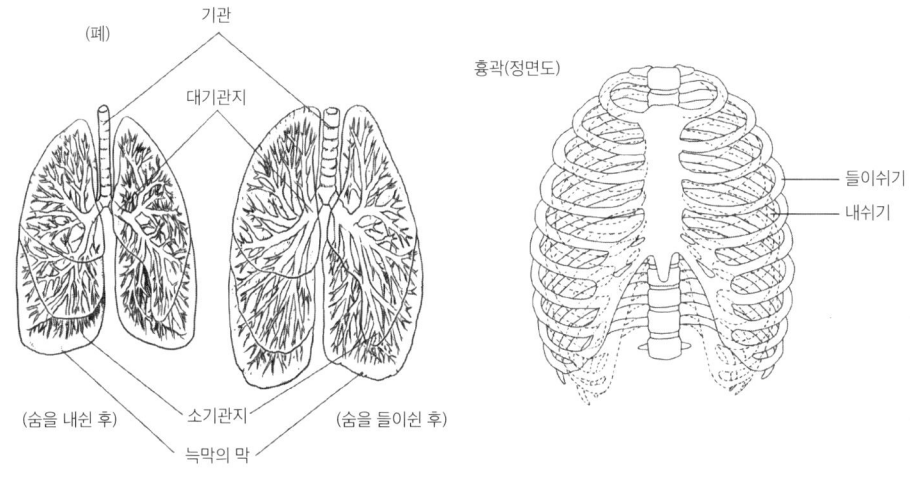

폐와 흉곽

호흡할 때는 보통 폐가 1분당 16~18배 부풀어 오른다. 생명을 주는 산소가 폐 안으로 들어오고 신체조직에서 나온 이산화탄소가 이 호흡 통로를 통해 배출된다. 부드러운 벌집모양을 한 폐 주름의 규칙적인 팽창은 흉곽과 횡격막의 움직임에 의해 조절된다.

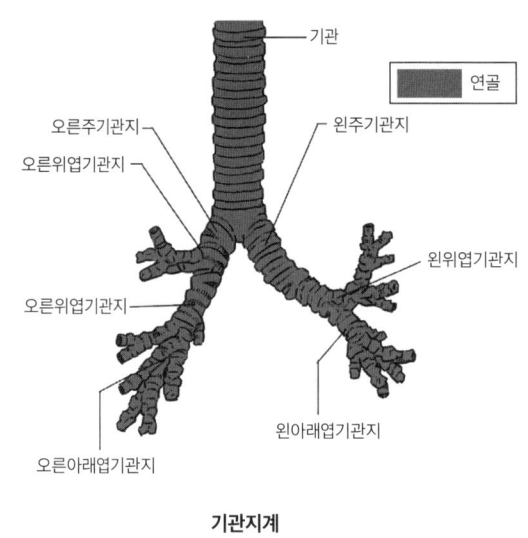

기관지계

흉곽과 횡격막은 신경을 통해 뇌의 호흡 중추에서 관련 근육으로 전달되는 신호에 따라 움직인다. 따라서 뇌는 호흡과 생각, 의지, 의식 등 정신적 기능을 조절하는 기관이다.

기도와 폐포를 연결하는 기관지계는 흉곽 안에 있다. 그것은 거꾸로 선 나무 모양을 닮았는데 뿌리는 식도가 되고, 가지는 횡격막과 흉강의 양쪽 벽을 향해 아래로 퍼져 나가는 모양이다. 폐포 속의 공기에는 폐 속의 모세혈관을 통과하는 피보다 산소는 더 많고 이산화탄소는 더 적다. 산소와 이산화탄소가 교환되는 동안 산소분자는 혈액으로 들어가고, 이산화탄소는 밖으로 나온다.

숨을 들이쉴 때는 복벽 앞쪽과 옆쪽의 근육(이 근육들은 흉곽 위쪽에서부터 골반 아래쪽까지 사선으로 연결되어 있다)을 의식적으로 수축시킨다. 숨을 유지하는 동안은 횡격막(아래쪽 갈비뼈 가장자리에서 시작되는 둥근 돔 모양)이 수축한 상

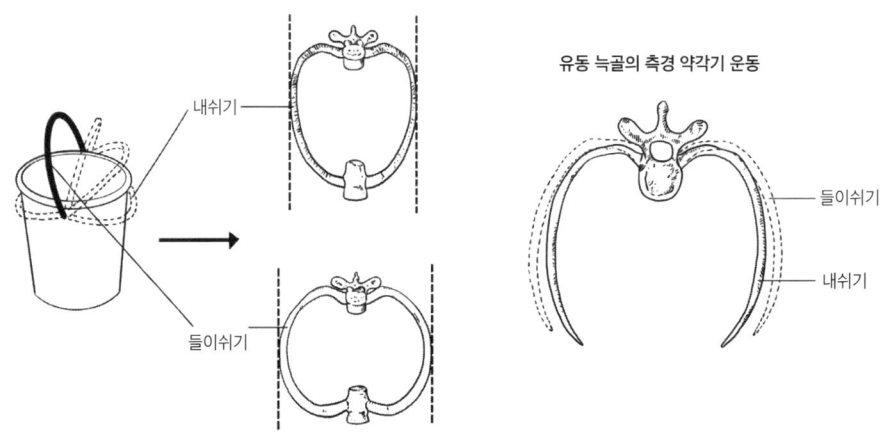

유동 늑골의 측경 약각기 운동

태로 유지되며 격막이 낮게 내려가고 안정된다. 또 복부 기관은 위로 밀려 흉부의 수용력이 향상된다. 이로 인해 횡격막은 숨을 내쉴 때 중심으로 당겨진 힘을 줄이면서 최대한 효과적으로 수축할 수 있도록 준비된다.

또한 흉곽 하단을 위쪽으로 들어 올리면서 확장 및 팽창시킬 때 방해를 최소한으로 받게 된다. 횡격막을 수직으로 끌어당기고 늑간 근육을 연속적으로 자극해 유리 늑골[1]의 캘리퍼스[2] 같은 움직임을 최대화하며 갈비뼈 각각의 양동이 손잡이 같은 운동도 촉진한다. 척주에서 시작되는 흉곽을 전체적으로 상승시키고 그 둘레를 최대한 팽창함으로써 동작이 완성된다.

마지막으로 맨 위 늑간근과 갈비뼈 상부, 흉골, 쇄골을 목과 두개골에 연결하는 근육들이 수축하면서 폐의 윗부분이 공기로 가득 찬다. 그러면 이미 확장되어 있던 흉강이 앞으로, 위로, 옆으로 더욱 확장된다.

척주

척주는 마치 나무의 몸통처럼 튼튼하게 보호되어야 한다. 척주는 33개의 척추골로 보호된다. 목에 있는 7개의 척추골은 경추라고 한다. 그 밑으로는 갈비뼈와 연결되는 12개의 등 또는 흉부 척추골이 있는데 폐와 심장을 보호하는 뼈대를 형

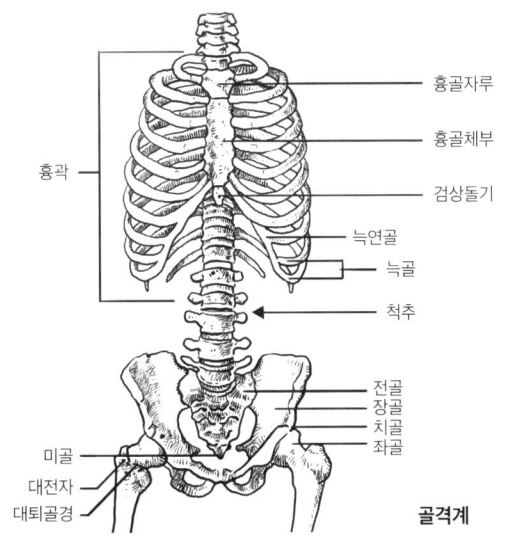

골격계

---

1) 유리 늑골 : 11번~12번째 갈비뼈. 복장뼈에 연결되지 않고 배벽에 매몰되어 있다.
2) 캘리퍼스 : 외경 · 내경 등의 치수의 옮김이나 공작물의 측정에 사용하는 기구

성한다.

위로부터 양 측면으로 있는 10개의 갈비뼈는 앞쪽에서 흉골의 안쪽과 연결되어 있지만 아래쪽의 두 유리 늑골은 그렇지 않다. 유리 늑골이라고 불리는 이유는 흉골에 고정되어 있지 않기 때문이다. 등 아래로는 요추가 있고 더 밑으로는 천골과 미저골이 있는데 둘 다 융합된 척추골이다. 가장 밑에 있는 미저골은 앞으로 말려 있다.

흉골 (가슴뼈)

흉골은 세 부분으로 나뉜다. 호흡할 때는 맨 위와 아랫부분이 바닥 쪽으로 수직 상태를 유지해야 한다. 흉골을 받침목으로 이용해 양동이의 손잡이처럼 측면 갈비뼈를 들어 올려 폐의 옆쪽과 위쪽을 팽창시켜 더 많은 공간을 확보한다.

폐가 양쪽으로 열리면 늑간 근육의 도움으로 팽창을 위한 공간이 생긴다. 등 쪽의 내늑간을 견고하게 유지한다. 등의 피부가 늑간근과 상호 작용하지 않으면 호흡이 얕아져 산소의 흡입이 감소하고, 결국 몸이 약해지고 신체적 저항력도 떨어진다.

흉골에 고정되어있지 않은 유리 늑골은 한 쌍의 캘리퍼스 같은 모양으로 팽창하여 흉부에 더 많은 공간을 만들어 낸다. 측면의 두꺼운 중간 갈비뼈도 역시 옆으로 팽창하여 흉곽을 확장하고 들어올린다. 이것은 맨 위의 갈비뼈에는 영향을 주지 않는다. 폐의 가장 위쪽까지 공기를 채우려면 훈련과 집중력이 필요하다. 프라나야마시 내늑간근 상단과 흉골의 제일 윗부분을 사용하는 방법을 배워야 한다. 또 흉곽을 안쪽 뼈대에서 밖으로 확장한다. 그러면 늑간근이 뻗게 될 것이다.

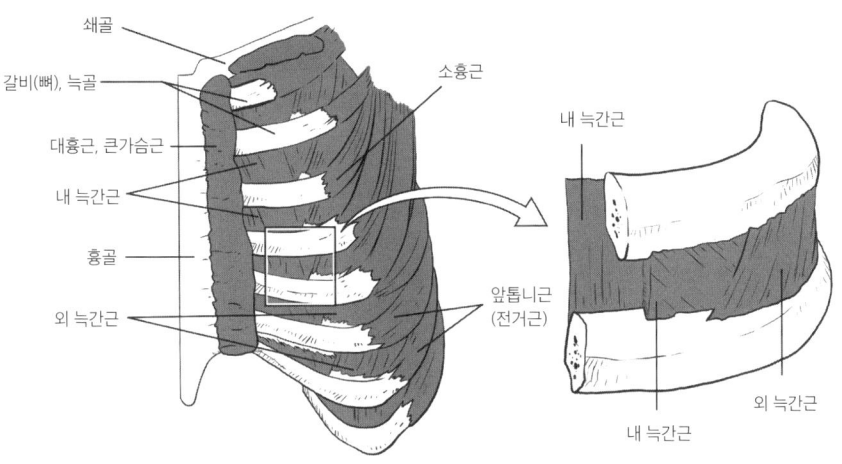

흉골과 늑간

피부

드럼 연주자는 공명의 효과를 높이기 위해 드럼의 가죽을 팽팽하게 하고, 바이올린 연주자는 소리를 맑게 내기 위해 현을 팽팽하게 당겨 놓는다. 마찬가지로 수련자는 호흡에 도움을 주는 늑간근에서 최대한 반응을 이끌어내기 위해 몸통의 피부를 조정하고 쫙 편다.

프라나야마는 많은 질환을 예방하고 억제 또는 치료하는데 도움을 줄 수 있으며 우리가 건강하고 행복하게 살 수 있게 해준다.

5. 프라나야마 수련을 위한 자세

일반적 도움말과 주의사항

- 프라나야마는 요가의 심장부이다. 정상적인 호흡 속도는 1분에 15번이며, 24시간에 약 21,600번 호흡한다. 호흡 속도는 사람의 생활방식, 건강, 감정 상태에 따라 다르다.
- 아사나로 육체를 단련하고 프라나야마로 정신을 연마한다.
- 육체를 지탱하는데 음식이 절대적으로 중요하듯이, 생명력prana을 유지하기 위해서는 폐에 적당한 공기를 주입해야 한다.
- 프라나야마를 시도하기 전에 늑간 근육을 정확히 움직이는 방법을 배워야 하고, 관련 아사나를 연습하여 골반과 흉부 횡격막을 움직이는 법도 익힌다.
- 프라나야마를 시작하기에 앞서 방광과 장을 비운다.
- 매일 정해진 시간에 똑같은 자세로 수련한다. 프라나야마를 훈련할 때 불편함을 느낄 수도 있다. 그러면 빨리 몸과 마음에 더 유익한 호흡 패턴으로 바꿔서 신경과 뇌를 부드럽게 해 준다.
- 깨끗하고 공기가 잘 통하는 한적한 곳, 벌레가 없는 장소를 선택하여 조용한

시간에 수련한다.
- 소음이 있으면 마음이 불안정해지고 산만해지며 분노가 일어난다. 그럴 때에는 프라나야마를 하지 않는다.
- 심장병, 고혈압, 폐질환 등이 있는 사람은 쿰박 시 지도자의 조언에 따른다.
- 식사는 호흡이 끝나고 30분 후에 가볍게 먹는 것이 좋다.
- 호흡을 연습하는 동안 눈을 감는다. 마음이 외부 대상으로 흐트러지지 않게 하기 위해서다. 에너지의 80%가 눈에서 소모되기 때문이다.
- 잘못된 호흡법은 폐와 횡격막에 긴장을 주어 호흡기 질환을 야기하고, 심장과 신경계에 나쁜 영향을 줄 수 있으니 지도자의 안내에 따라 바르게 연습한다.
- 여성인 경우 생리 기간 중에 프라나야마를 수행해도 괜찮지만 우디야나 반다는 피한다.
- 음식은 건강에 좋고 맛있고 몸에 알맞아야하며 감각의 만족을 위해 먹어서는 안 된다. 사트빅한 음식은 수명, 건강, 행복을 증진시키고 맑고 확고한 정신을 유지하는데 도움이 된다. 라자식한 음식은 흥분하게 하며 타마식한 음식은 질병을 일으킨다. 수련자는 자신에게 적합한 음식을 알아야한다.

척주

마치 벽돌로 벽을 쌓듯 척추골을 하나하나씩 밑에서부터 잘 조정한다. 왼쪽과 오른쪽이 평행하도록 척주 중앙과 줄을 맞추고 각기 독립적으로 그리고 규칙적으로 움직이도록 한다. 프라나야마에서는 척추의 앞면이 뒷면보다 더 동적이다.

갈비뼈

- 뒤쪽 갈비뼈는 안으로, 측면 갈비뼈는 앞으로, 그리고 앞쪽 갈비뼈는 위로 이동시키되 동시에 움직여야 한다.
- 프라나야마는 눈을 감고 아사나는 눈을 뜨고 한다. 몸의 피부는 활동적이고 역동적인 상태로 유지하고, 두개골, 얼굴, 다리, 팔의 피부는 부드럽고 수동적인 상태로 유지한다.
- 프라나야마 후에 바로 아사나를 해서는 안 된다. 그러나 아사나 후 프라나야마를 하는 것은 해가 없다. 이 둘은 각기 다른 때에 훈련하는 것이 바람직하다. 프라나야마는 아침에, 아사나는 저녁에 하는 것이 이상적이다.
- 몸과 마음이 민첩하지 못하고 우울할 때는 훈련을 하지 않는다.
- 프라나야마를 마친 뒤 곧 말하거나 걷지 않는다. 사바아사나 자세로 잠시 휴식한 다음 다른 활동을 한다.
- 프라나야마를 적절히 수행하면 행복감과 깨달음, 마음의 평정이 충만한 상태를 경험할 수 있다.

프라나야마를 위한 앉는 자세

- 적합한 자세는 싣다아사나siddhasana, 스와스티카아사나 swastikasana, 바드라아사나bhadrasana, 뷔라아사나virasana, 받다코나아사나baddhakonasana, 파드마아사나padmasana이다.
- 흙 항아리를 물 담는 용도로 사용하려면 먼저 화로에서 잘 구워야 하듯이, 인간의 몸도 프라나야마의 광휘를 경험하려면 아사나의 불 속에서 잘 구워져야 한다.

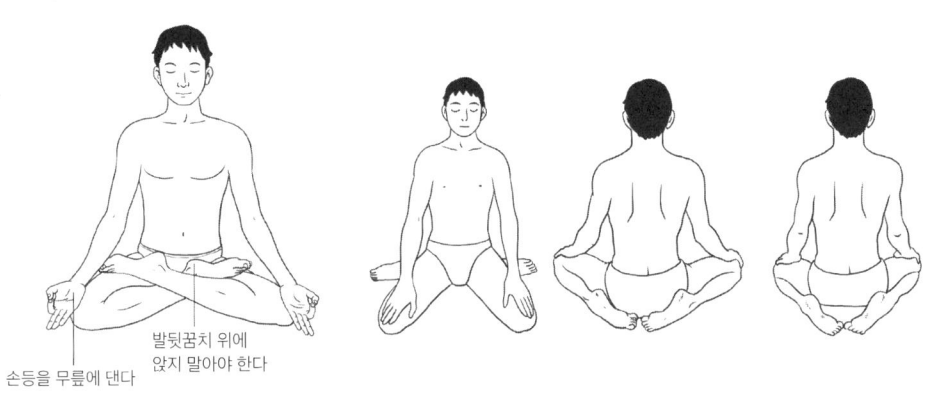

| 손등을 무릎에 댄다 / 발뒷꿈치 위에 앉지 말아야 한다 |

싣다아사나　　　　　　　　바드라아사나

- 육체는 타마스tamasic하고 정신은 라자스rajasic하며 자아는 사트빅sattvic한 성질이 있다. 육체적 지성을 아사나를 통해 정신적 수준까지 발전시킨다. 프라나야마를 통해 프라나가 몸 전체와 정신을 자아의 수준까지 상승되어 몸 전체에 흐르도록 한다. 그렇게 되면 몸은 민첩해지고 정신은 침착하며 자아는 주의가 깊어진다.
- 몸을 산의 정상처럼 견실하게 만들고 마음을 대양처럼 도도하고, 침착하게 만든다. 머리와 목을 똑바로 세워 바닥과 수직이 되게 하지만 프라나야마에서는 잘란다라 반다jalandhara bandha[3]를 한다. 이 자세는 심장에 무리가 가는 것을 막고 두뇌가 수동적 상태로 있게 하며 정신은 내적 침묵을 경험할 수 있게 해 준다.
- 명상을 위해 앉는 자세의 목적은 척추를 똑바로 세우고 뒤쪽 갈비뼈와 근육을 확고하고 예민하게 긴장 시켜 곧추앉는 것이다. 머리 중앙에서 바닥까지 직선을 그린다고 가정할 때 정수리, 콧마루, 아래턱, 쇄골 사이의 움푹 들어간 곳, 흉골, 배꼽, 모든 결합선이 일직선으로 연결되는 자세를 취한다.
- 프라나야마에서 제일 먼저 알아야 할 사항은 머리를 아래로 향하고 똑바로 앉

---

[3] 목과 목구멍을 쭉 뻗고 아래턱을 쇄골 사이의 V자 부분에 대어 인두의 신경총을 자극하는 자세이다.

아 몸을 직선으로 고정하는 법, 그리고 최대량의 공기를 폐로 들여보내 피에 산소를 공급하는 방법이다. 척수의 높이는 수행 처음부터 끝까지 일정하게 유지한다.

- 수행 중 시종일관하여 방심하지 말고 똑바른 일직선에 몸을 맞춘다. 들이쉬기 puraka, 내쉬기rechaka, 숨 멈추기kumbhaka, 즉, 숨을 보유하는 전 과정 동안 그렇게 한다.
- 몸을 네 부분으로 나누어 프라나야마의 앉기 자세 방법을 자세히 살펴보면 다음과 같다. 첫째, 몸 아랫부분 즉, 둔부, 골반, 고관절, 넓적다리, 무릎, 정강이, 발목, 둘째, 몸통, 셋째, 팔, 손, 손목, 손가락, 넷째, 목, 목구멍, 머리로 나눌 때 올바른 앉기 자세가 되려면 그 근본이 되는 둔부와 골반 부분이 확고하게 자리 잡혀야 한다.

세 군데 중요한 지점

우리 몸의 다음 세 중요 지점을 염두에 둔다.

- 항문과 생식기 사이에 있는 회음
- 천골과 제 1요추골
- 등쪽의 제 9흉부 척추골, 전면의 흉골 중앙부분

프라나야마를 위한 앉는 자세 (바닥에 앉을 수 없을 때)

- 나이나 몸의 상태 때문에 바닥에 앉을 수 없을 때는 등받이가 없는 의자를 사용해도 된다. 앉을 때는 두발을 편평하게 대고 넓적다리가 서로 평행, 바닥과도 평행을 이루도록 한다. 정강이는 바닥과 수직이 되게 한다. 팔과 다리는 긴장을 풀고 느슨하게 놓는다.

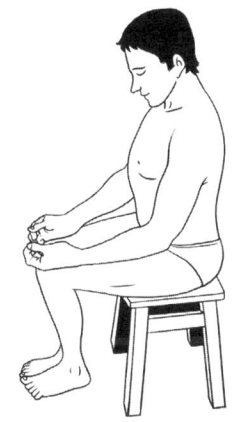
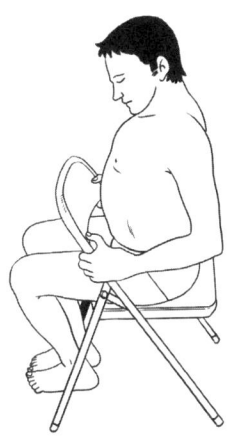

의자를 활용한 자세

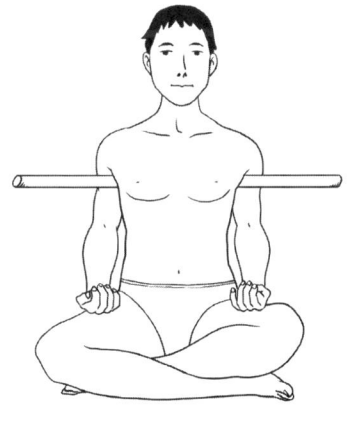

프라나야마 소도구

흉곽을 확장하는 데 도움이 되는 프라나야마 소도구

등 뒤쪽의 몽둥이는 갈비뼈 부분의 확장에 도움이 된다. 방석이나 베게에 앉으면 골반이 정렬된다.

6. 들이쉬기 Puraka 와 내쉬기 Rechaka 기술과 쿰박 Kumbhaka

들이쉬기 Puraka

들이쉬기는 마치 꽃향기를 들이마셔 몸 전체에 골고루 퍼져 가게 하듯이 생명의 숨을 부드럽고 주의 깊게 끌어들인다. 복부를 부풀리지 않는다. 폐가 충분히 팽창되는데 방해가 되기 때문이다. 억지로 빨리하지 않도록 하는데 심장이나 뇌에 무리가 오기 때문이다.

●● **방법**
- 편한 자세로 앉는다.
- 가슴, 유리 늑골, 배꼽과 함께 척추를 올리고 바로 유지한다.
- 머리는 가능한 한 숙여서 턱이 쇄골에 닿게 한다.
- 들이쉬는 동안, 앞이나 뒤로 혹은 옆으로 치우치지 않으면서 가슴은 위로 바깥으로 팽창시킨다.
- 횡격막의 돔 모양을 긴장시키거나 밀지 말고 느슨하게 둔다.
- 횡격막의 기저부에서부터 들이쉬기 시작한다.

- 단지를 바닥에서부터 꼭대기까지 채우듯이 폐의 바닥에서 그 가장자리까지 가득 채운다. 폐를 가득 채워 쇄골과 안쪽 겨드랑이 꼭대기까지 오게 한다. 마치 땅 속으로 물이 스미듯이 들이쉰 숨은 몸속에 살아있는 세포로 흡수된다. 이 흡수 과정을 몸으로 느낀다.
- 귀와 얼굴 근육, 이마의 피부가 긴장하지 않도록 주의한다.
- 눈은 감고 힘을 빼고 내부의 시선은 숨을 따라간다.

내쉬기 Rechaka

내쉬기는 불순해진 공기 또는 이산화탄소를 배출한다. 내쉬는 숨으로 뇌는 조용히 휴식하게 된다.

호흡에서의 의식의 작용은 노는 아이를 주의 깊게 살피는 어머니의 역할과 같다. 아이(호흡)의 작은 움직임을 놓치지 않도록 잘 관찰하면서, 완전히 긴장을 푼 상태로 마시고 토한다. 아이를 처음 학교를 보낼 때 어머니가 함께 가면서 손을 잡고 길을 알려준다. 어머니가 아이가 학교생활에 익숙해질 때까지 보살피는 것처럼 의식도 숨의 흐름을 인도(관찰)해야 한다.

어머니는 아이가 조심스럽게 걷고 길을 건널 수 있도록 훈련한다. 이처럼 의식도 숨의 흐름이 호흡통로를 통해 살아있는 세포 속에 흡수되도록 인도해줘야 한다. 아이가 자신감을 얻고 학교생활에 적응해가면 아이가 학교 정문에 도착했을 때 어머니는 아이를 떠난다. 숨이 주기적으로 정확하게 흐르면 몸과 자아는 하나로 통일된다. 가슴을 의식적으로 높게 두고 빠져나가는 숨을 천천히 부드럽게 인도한다.

●● 방법

- 내쉬는 출발점은 가슴 맨 윗부분이다.
- 몸을 흔들거나 움찔거리지 말고 가슴을 내리지도 말고 천천히, 부드럽게 숨을 내보낸다. 내쉬기가 거친 경우 숨의 흐름에 대한 주의와 관찰이 느슨해졌다는 것을 의미한다.
- 들이쉴 때 몸체의 피부는 긴장되고 내쉴 때는 몸의 내부 구조가 풀리지 않으면서 피부도 부드러워진다. 내쉬기는 신경과 뇌를 조용하게 하는 기술이다.

쿰박 Kumbhaka

쿰박을 수행하면 숨과 폐, 신경과 마음 사이의 조화로움이 발달된다. 올바르게 수행하면 육체 구석구석까지 에너지가 넘쳐 역동적인 상태가 된다. 일에 대한 능률이 향상되고 절망을 없애며 희망을 품게 한다. 에너지가 창조되어 신경 체계에 활기가 생기고 인내심이 길러진다. 저혈압이나 권태, 게으름, 의심 등의 증세로 시달리는 사람들에게 이상적이다. 쿰박은 가득 채우거나 텅 빌 수 있는 단지를 뜻한다. 쿰박에는 두 종류가 있다. 들이쉬는

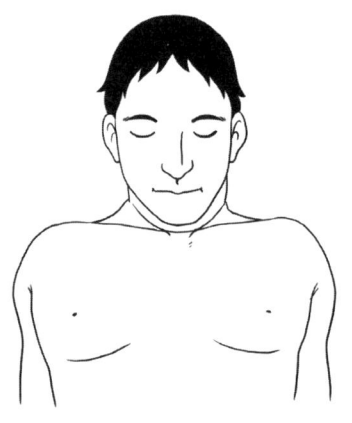

숨을 보유/유지하는 기술, 쿰박

숨과 나가는 숨 사이의 휴식 기간, 혹은 나간 숨과 들어오는 숨 사이의 휴식 기간이다. 쿰박은 정지 상태에서 숨을 보유하는 기술이다. 숨이 정지된 시간의 길이는 교통 신호의 시간 길이와 비교할 수 있다. 쿰박의 목적은 숨을 보유/유지하는 것이다.

●● **방법**

어머니가 자식을 재난에서 보호하는 것처럼 의식도 몸과 숨을 보호한다. 척추와 몸체는 어린아이처럼 활동적이고 활기에 넘치나 의식은 어머니와 같이 경계를 풀지 않으면서 보호한다. 피부의 민감함, 그 조임과 뻗침의 상태는 대담하면서도 주의 깊게 교육을 잘 받은 아이와 같다. 쿰박에서 몸의 진동은 증기의 힘으로 움직이는 기관차가 정지해 있는 것과 같다. 운전사는 만반의 준비를 하고 출발할 준비는 되어 있으나 긴장은 하지 않는다. 마찬가지로 프라나는 동체에서 진동하고 있으나 의식은 느긋하게 있으면서 숨을 내보내거나 마실 준비가 되어 있다.

숨이 쿰박에서 정지되면 감각도 정지되고 마음도 조용해진다. 숨은 몸과 감각, 마음 사이를 연결하는 다리다. 쿰박에서의 숨의 유지가 뇌, 신경, 육체를 다시 긴장 시켜 붙잡아두는 것이라고 잘못 해석해서는 안 된다.

쿰박은 뇌가 긴장을 푼 상태에서 보유된 상태이며 신경 체계에 새로운 활력을 불어넣는다.

●● **주의 및 효과**

들이쉬고 내쉬는 호흡을 완전히 습득하기 전에는 쿰박을 시도하지 않는다. 쿰박을 수행한 후에는 사바아사나로 휴식한다.

우리의 몸은 왕국이나 마찬가지이다. 피부는 그 왕국의 외부조건이다. 모든 종류의 프라나야마를 하는 동안에는 내부에서 일어나는 모든 상황을 관찰한다. 쿰박에서는 균형을 유지하고 영적 관점을 원래 상태로 돌려놓는다. 이 훈련을 지속하면 모든 면에서 수행자는 안정감을 느끼게 된다.

7. 무드라 Mudra 와 반다 Bandha

무드라 Mudra

프라나야마의 고급 기술을 배우기 전에 무드라와 반다에 관해 이해해야 한다. 무드라는 봉합 또는 봉쇄 즉, 몸의 모든 틈새를 닫는 자세이며 특수한 손 움직임으로 손가락을 사용한다.

무드라는 정신 생리학적인 자세와 동작이며 태도이며, 에너지장과 프라나 구조의 균형을 잡아주는데 역점을 둔다. 각 무드라는, 몸, 마음, 느낌, 정서 그리고 프라나에 각기 다른 효과가 있다. 무드라는 정신과 몸을 연결하는 정신 생리학적 몸짓이고 중계역할을 하는 열쇠이다.

전통적으로 탄트라 경전에 의하면, 백여 가지 이상의 무드라 형태가 있으나 요가에서는 25가지의 주요 무드라가 활용되고 있다. 무드라는 외적인 몸을 사용해 채택한 태도, 자세 동작과 내적인 몸 사이를 연결하는 통로를 만들어낸다.

다른 말로, 물리적인 외피annamaya kosha와 생리학적인 외피pranamaya kosha를 함께 연결하고, 이것은 심리적 외피manomaya kosha에 영향을 미친다. 프라나가 마니푸라에서 물라다라로 떨어질 때 우리는 본능적 삶으로 돌아간다. 무드라는 우리를 본능적인 습관의 상태에서 끌고 나와 더욱 심오한 자각의 상태로 돌아가게 한다.

두뇌는 두 가지 기본 시스템으로 구성되어 있다. 하나는 항상 자동으로 작동되고 있는 보편화된 시스템이고, 다른 것은 특수한 시스템이다. 예를 들면, 몸은 매우 조용히 앉아 있는데 뇌가 여전히 활동하고 있는 상태일 때 두뇌는 작동하고 있는 것이다. 그때 만약 내가 무언가를 만진다면 구체적인 감각을 느낄 것이고 뇌에 있는 신경계를 거칠 것이다.

여기 다른 두 가지 호르몬 시스템이 있다. 하나는 도파민인데, 부신에서 만들어지며 뇌에 필요한 호르몬으로 몸을 깨워준다. 다른 하나는 세라토닌으로 인간을 잠들게 하고, 고통을 줄여주며 차분하게 해준다.

친chin 무드라를 예로 들면, 일정 시간 동안 친 무드라 자세로 앉았을 때 신호는 뇌로 간다. 어느 정도 시간이 흐른 후 우리는 그것에 익숙해져 신호는 줄어든다. 신호가 아직 뇌로 들어가고 있어도 우리는 더 이상 그것을 느끼지 않는다.

두뇌의 일반화된 시스템으로 들어간 것이다. 우리는 상호작용하는 세포공동체이다. 각 세포는 자신의 역할을, 자신의 카르마를 가진 작은 개인 창고와 같다. 각 세포는 다른 모든 세포와 교류해야 한다. 결장은 심장과 두뇌와 교류해야 한다. 이 교류는 최고의 지성, 우리가 누구인가에 대한 총체적인 이해로 경험될 수 있다. 세포 상호적인 교류에 내부 생리학이 있다.

사람은 골격계, 근육계와 그 몸을 조절하는 신경이 있는 외적 몸을 가지고 있다. 외적 몸을 조절하는 두뇌에서 내려오는 완성된 신경계도 있다. 내부 생리학은 심장과 폐, 소화 기능에 관한 생리학이다.

머리는 꼭대기 어떤 지점에서 한 선을 추적해보면 정보를 위한 연결통로를 발견할 것이다. 이것이 반다와 무드라의 미묘한 기술이 작용하기 시작하는 생리학의 영역이다. 요가의 보다 미묘한 효과를 이야기할 때, 세포 상호 간 수준보다 더 미묘한 상호접속과 효과를 의미한다.

이것은 깊이 생각해야 하고 이해해야 하는 특별한 것이다. 우리 인간의 몸은 보물창고이며, 더욱 특별한 것은 우리 인간의 몸은 살아있는 신의 사원이다. 가장 안전하고 가장 쉬운 길은 수랏 샵드 요가의 길이고 이 길은 완전한 살아있는 스승에게서 배울 수 있다. 이것이 최상의 영적 수행이다. 영적 수행을 통해 영혼이 내면의 음률과 결합하는 것을 수랏 샵드 요가라 하며, 요가의 궁극적 목적이고, 진실한 요가이다.

반다 Bandha

반다는 굴레, 연결하기, 혹은 꼭 붙잡기 등을 뜻하며 신체 일부 기관이나 부분이 꽉 붙들려 있거나 수축 또는 통제되어 있는 자세를 뜻한다. 전기가 발생하면 변환기, 전도체, 퓨즈 등에 전선을 사용하여 발생한 전력을 목적지까지 전달하는 것처럼, 프라나야마 수행으로 몸에 프라나가 흐르게 되면 반다를 이용해서 에너지가 방출되지 않고 제자리에 아무런 피해 없이 전달되게 해야 한다.

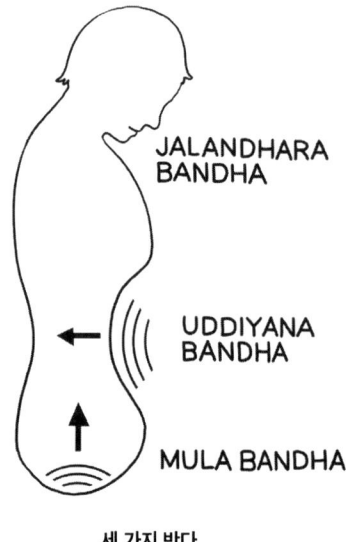

세 가지 반다

●● 잘란다라 반다 Jalandhara Bandha

- 제일 먼저 터득해야 하는 기술이다.
- 먼저 등을 똑바로 세우고 흉골과 흉곽 앞부분을 들어 올린다.
- 긴장하지 말고 머리는 정면 아래로 향하여 목 뒤부터 가슴 쪽으로 구부린다.
- 목구멍을 조이거나 목 근육을 긴장하지 않는다.

- 목과 목 근육은 부드럽게 한다.
- 관자놀이를 이완하고 눈과 귀를 수동상태로 둔다.

효과 : 코의 통로를 틔어주고 피와 에너지가 심장, 머리, 목의 내부분선(갑상선과 부갑상선)으로 흘러가게 조절한다. 뇌를 쉬게 한다.

주의 : 아래턱을 누르기보다는 가슴을 들어 올린다. 그렇게 하면 목구멍의 긴장이 풀리면서 호흡은 편안해진다.

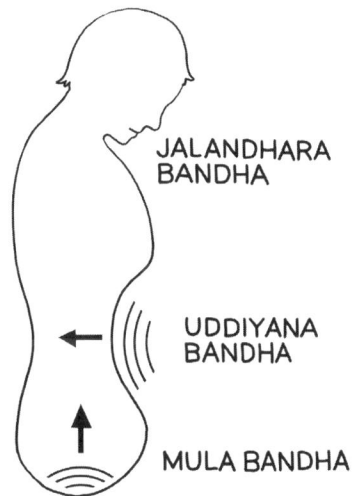

●● **우디야나 반다 Uddiyana Bandha**

비상을 뜻하며 복부를 조이는 것이다. 완전한 내쉬기와 새로운 들이쉬기 사이의 휴식 기간 동안 하는 행법이다. 프라나야마를 완전히 터득하기 전까지는 이 행법은 하지 않는 것이 좋다.

●● **서서 연습하는 방법**

- 타다아사나로 서서 한 발짝 다리를 벌린다.
- 무릎을 구부리고 조금 앞으로 숙인 다음 손가락을 펴서 넓적다리 가운데 즈음에 놓는다.
- 팔꿈치에서 팔을 약간 구부리고 아래턱을 가능한 한 많이 숙여 잘라 반다를 취한다.
- 깊이 숨을 들이쉰 다음 빠르게 내쉬고 공기가 폐로부터 재빠르게 나가도록 한다.

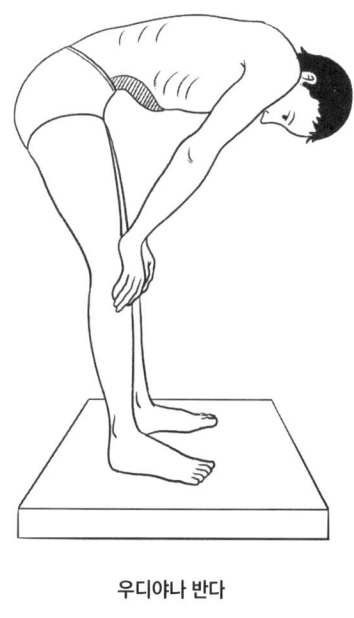

우디야나 반다

- 숨을 들이쉬지 말고 멈춘다. 복부 전체를 척추 뒤로 배 위로 들어 올린다.
- 복부 조이기를 계속하면서 넓적다리의 손을 들어 좀 더 높은 골반대에 올려놓고 수축을 강화한다.
- 할 수 있는 만큼 오랫동안 조이기를 유지한다. 참을 수 있는 한도 이상으로 오래 끌지 말고 편안한 상태가 될 때까지 서서히 시간을 늘린다.
- 먼저 아래턱과 머리는 움직이지 말고 복부 근육을 이완해 복부를 원래 상태로 되돌린다. 그다음 천천히 들이쉬기를 한다.

주의 : 위 속이 비었을 때만 수행한다.

효과 : 이 행법을 수행하면 수슘나 나디(척추 내부에 있으며 신경 에너지의 흐름을 관장하고 유통하는 주요 통로)를 통해 중심 에너지가 상승하는 경험을 하게 된다.

●● 물라 반다 Mula Bandha

물라는 뿌리, 근원 또는 원인, 기초를 의미하는 말이며 주된 신체 부위는 항문과 생식기이다. 이 부분의 근육을 수축해 배꼽 쪽으로 수직 상승시킨다.

이 행법은 먼저 들이쉰 후에 내적 호흡 정지 antar kumbhaka에서 시작하며 항문 괄약근을 수축시키는 훈련이다.

물라 반다를 혼자 익히려 하는 것은 대단히

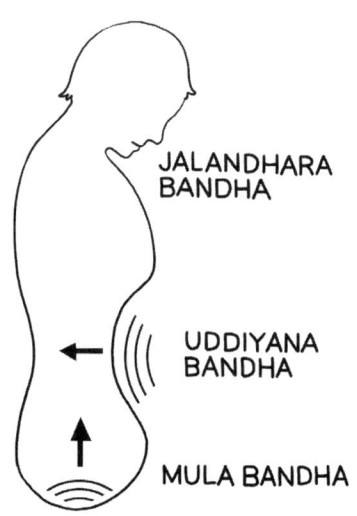

위험하다. 세 가지 반다는 잘못 익히거나 남용할 경우 치명적인 결과를 야기할 수도 있다. 감각이 내면으로 향하면서 안내자의 안내와 지도가 가장 필요할 때다.

8. 프라나야마 실습

우리의 몸은 아름다운 마을과 같습니다.
마을 안에는 모든 것이 갖춰져 있으며, 자연스럽게 에너지가 움직이고 있습니다.
그 에너지가 프라나입니다.

생사의 근본은 호흡입니다.
요가 문헌에서 말하는 다양한 종류의 프라나야마 중 기본은
들이쉬기pooraka, 내쉬기rechaka, 그리고 쿰박kumbhaka입니다.
쿰박은 묶는다, 참는다로 쓸 수는 있으나 그것의 수단의 의미이고
경험하면, 유지하다, 보유하다는 의미가 더 옳습니다.
쿰박은 기본적인 프라나야마의 세 종류 중 하나입니다.

숨을 들여 마시는 동안에는 놀라울 정도로 차가운 느낌이 존재하고,
숨을 내쉴 때는 마음이 텅 빈 상태가 됩니다.
숨을 정지하여 유지하는 동안에는
생각이나 세상에서의 그 어떤 정보도 존재하지 않습니다.

프라나야마의 단계가 완성되면
신체적, 정신적, 영적 경험을 할 수 있습니다.
프라나야마는 호흡을 조절한다기보다는 내적 에너지를 확장한다가 더 맞습니다.

현시대의 우리들은 경쟁적인 삶 때문에 생기는
긴장과 스트레스로 인해 여러 가지 질병에 취약합니다.
심신의 질병은 몸과 마음의 긴장감에서 시작됩니다.
프라나야마를 훈련하여 지금 당신에게 있는 생활의 작은 스트레스에서
벗어나십시오.

지금 당신이 있는 공간이 청결하다면 호흡을 연습해봅니다.
바르게 앉습니다. 척추/허리를 쭉 펴고 앉습니다. 누운 상태라도 좋습니다.
먼저 자연스럽게 숨을 내쉬십시오. 그대로 내쉬십시오.

편안한 자세로 앉습니다.
가슴, 유리 늑골, 배꼽과 함께 척추를 올리고, 그 자세를 유지합니다.
호흡하는 동안 어느 쪽으로도 치우치지 말고 가슴을 위로, 밖으로 팽창시킵니다.
몸을 직선으로 고정하십시오.
최대량의 공기를 폐로 들여보내 폐에 산소를 공급합니다.
자신의 몸체 내부에 최대한 공간을 만들어
프라나야마에서 폐를 확대 혹은 팽창시키도록 합니다.
앉은 몸은 산처럼 견고해야 합니다.

실습 1

마치 꽃향기를 깊이 마시듯이 충분히 마십니다. 그리고 내쉬십시오.
꽃향기가 몸 전체에 골고루 퍼져나간다고 느끼면서 많이 마십니다.
그리고 내쉽니다.

다시 한번
꽃향기를 맡듯이 충분히 마시고 내쉽니다.
그 향기가 몸 전체에 스며든다고 느끼면서 충분히 마시고 내쉬십시오.
생명의 숨을 부드럽고 주의 깊게 들이마시고 천천히 내쉽니다.

한 번 더
꽃향기를 맡습니다. 가득히 마시고 천천히 다 내쉽니다.
그 향기가 몸 전체에 스며든다고 느끼면서 충분히 마시고 내쉬십시오.
생명의 숨을 부드럽고 주의 깊게 들이마시고 천천히 내쉬어봅니다.

이제는 다 내버려 두고 주의를 미간으로 가져가 보십시오.
숨도 잊고, 호흡도 잊어버리십시오.
숨은 스스로 알아서 움직일 것입니다.
주의를 눈 중추 즉, 미간으로 가져가 단 1분 동안 집중합니다.

●● 반복 1

폐와 횡격막, 늑간을 부드럽게 훈련하여 숨이 주기적으로 움직이도록 합니다.
꽃의 진한 향기를 맡듯이 향기를 맡고.... 내쉽니다.
같은 방식으로 자세를 그대로 유지하면서 충분히 마시고 내쉬십시오.

●● 반복 2
모든 긴장을 푼 상태에서 이완하고 쉽니다.

실습 2

의식과 숨은 마치 어머니와 자식 간의 관계와 같습니다.
호흡에서의 의식작용은 노는 아이를 주의 깊게 살피고 있는
어머니의 역할과 같습니다.

빈 항아리에 물을 채우듯이 차근차근 마십니다. 그대로 내쉬십시오.
항아리에 물을 채우듯이, 충분히 마시고, 내쉽니다.
다시 한번
항아리에 물을 천천히 채워서 가득 차면, 그리고 그대로 내쉽니다.
항아리 바닥에서부터 물이 차오릅니다.
가슴 꼭대기까지 차면, 그대로 내쉬십시오.
그 움직임을 놓치지 말고 정확하게 합니다.
항아리 바닥에서부터, 항아리 입구까지 천천히 숨을 마시고, 긴장하지 마십시오.
그대로 내쉬십시오.

자, 이젠 다 놓아주십시오.
긴장을 푼 상태에서 당신의 주의를 눈 중추, 미간으로 가져갑니다.
그곳에 있으십시오.
호흡은 자연스럽게 스스로 할 것입니다. 잊어버리십시오.
당신은 그냥 그곳에 있으면 됩니다. 단 1분 동안.

●● **반복 1**

숨을 마실 때 움직이는 횡격막, 늑간 그리고 충분히 확장된 폐포가 있습니다.

숨을 내쉰 후에는 몸을 잊고 그대로 있으면 됩니다.

몸을 움직이지 마십시오.

●● **반복 2**

다시 여러 번 반복 후,

이완된 상태에서 그대로 쉬십시오.

실습 3

어머니가 아이를 처음 학교에 보낼 때,

어머니는 아이의 손을 잡고 길을 알려주듯이

의식도 숨의 흐름과 똑같은 상태로, 숨을 따라갔다가 오면 됩니다.

말은 어려우나 훈련을 통해서 쉬워진다는 것을 이해하십시오.

이렇게 상상합니다.

단전에서 엄마와 아이가 손을 잡고 있습니다.

파란불이 켜지면 엄마가 아이 손을 잡고 쇄골 쪽으로 건너옵니다.

그리고 다시 단전 쪽으로(왔던 쪽으로) 내려갑니다.

엄마 손을 잡고 쇄골 쪽으로 올 때는, 숨을 마시면서 오고

쇄골에서 단전으로 내려갈 때는, 숨을 내쉬면서 갑니다.

천천히 단전에서 쇄골 쪽으로 숨을 마시면서 올라옵니다.

천천히 숨을 토하면서 단전 쪽으로 내려갑니다.

거기서 잠시 쉬어 보십시오.
당신의 숨이 어디 있나 확인해봅니다.
바로 그 장소에서 다시 한번 숨을 마시면서, 가슴 꼭대기 쇄골까지…
내려가면서 천천히 숨을 토하면서 단전까지…

●● 반복 1

반복해서 단전에서 충분히 마시면서 아이 손을 잡고
쇄골까지 천천히 와서 도착하고 아이 손을 잡고 내쉬면서
천천히 단전까지 내려갑니다. 아이 손을 놓지 마십시오.
웃으면서 하십시오. 근육을 이완합니다.
어머니는 아이가 조심스럽게 길을 걷고, 또 건널 수 있도록 훈련시킵니다.
마찬가지로 의식도 숨의 흐름이 호흡 통로를 통해
살아있는 세포 속에 흡수되도록 안내합니다.

●● 반복 2

아이가 자신감을 얻고 적응되었을 때, 어머니는 아이를 떠나도 됩니다.
이처럼 숨이 주기적으로 정확하게 움직일 수 있도록 하십시오.

실습 4

들이마시는 훈련을 좀 더 집중적으로 정확히 해보겠습니다.
들이쉴 때, 복부/배부터 먼저 부풀리지 마십시오.
천천히 빈 항아리를 물로 채우듯 그렇게 자연스럽게 채워서 올라갑니다.
이제 내쉽니다.

천천히 빈 항아리를 물로 채우듯, 천천히 채워서 가득 차게 하고 내쉽니다.

복부부터 부풀리게 되면 폐를 충분히 팽창하는데 방해가 됩니다.
숨을 들이쉬거나 내쉴 때 억지로 하거나 혹은 빨리하지 않도록 합니다.
몸 내부의 내적 에너지가 자유롭게 움직일 수 있도록 통로를 만듭니다.
심장에 무리가 오거나 뇌 손상이 오지 않도록 미리 바르게 훈련합니다.
정확히 천천히 그리고 자연스럽게 육체 내부에 밝은 불을 켜듯이
점점 밝아지도록 지켜보면서 합니다.

●● 반복 1

들이마시고, 내쉬기 훈련입니다.
들이마시는 훈련을 좀 더 집중적으로 합니다.

●● 반복 2

계속해서 훈련합니다.
들이마시는 훈련을 좀 더 집중적으로 합니다.
바르게 앉은 자세에서 가슴은 위로 뻗듯이 올리고
둔부와 골반은 바닥에 편하게 두어야 합니다.

실습 5

내쉬기를 좀 더 집중적으로 해보겠습니다.
레차카/내쉬는 숨은, 들이마신 숨 후에 저절로 밖으로 나오는 숨입니다.
불순해진 내부의 공기를 밖으로 내보내는 것,

즉 이산화탄소를 배출하는 것입니다.

내쉬는 숨을 통해 뇌는 조용해지고 휴식합니다.

몸의 주변으로 퍼져 나간 에너지를 거두어 들여

의식의 원천으로 돌아오게 하는 길이 레차카, 즉 내쉬는 숨입니다.

저절로, 자연스럽게 모든 것을 단념, 혹은 포기,

내버림의 느낌이 레차카입니다.

시작해보겠습니다.

가슴을 의식적으로 위로 꼿꼿이 두면서 숨을 마십니다.

내쉴 때, 빠져나가는 숨은 천천히 부드럽게 하십시오.

다시 한번

의식적으로 가슴을 높이 바르게 두고 숨을 천천히 가득 마시고 토하면서…

그것이 무너지지 않도록 숨만 천천히 부드럽게 빠져나가게 하십시오.

그 자세 그대로, 숨을 마시고 내쉽니다. 내쉽니다.

●● 방법 1

사람에 따라 들이쉬기가 내쉬기보다 더 긴 사람도 있고,

내쉬기를 더 오래하는 경우도 있습니다. 상관없습니다.

훈련하다보면 숨의 흐름에서 나타나는 장애들은 사라집니다.

마음을 흩트리지 마십시오.

자신의 인격에 너무 얽매이지 말고 하십시오.

상체가 죽지 않도록, 무너지지 않도록 하십시오.

●● 방법 2

자세를 바르게 하는 것이 중요합니다.

가슴, 유리 늑골, 배꼽과 함께 척추를 올리고 똑바로 유지하십시오.
눈을 감아도 떠도 좋습니다. 당신이 집중이 잘되는 자세를 취하십시오.
다시 한번
충분히 마시고, 내쉽니다.

실습 6

편하게 먼저 앉습니다.
들이마시는 행법을 좀 더 집중적으로 해보겠습니다.
가슴, 유리 늑골, 배꼽과 함께 척추를 반듯하게 유지합니다.
숨을 마시고 내쉽니다.
다시 한번 숨을 충분히 마시고 내쉬십시오.
한 번 더 숨을 가득 마시고 내쉽니다.

이번에는 머리를 가능한 아래로 숙여 보겠습니다.
턱이 쇄골과 쇄골 사이에 닿을 수 있도록 숙이십시오.
목 뒤의 근육에 탄력성이 생기도록,
턱을 아래로 당겨 조금 더 깊이 숙여 보십시오.
프라나야마에서는 이것을 잘라 반다라고 합니다. 묶어 놓았다는 뜻입니다.
반다에는 잘라 반다, 목을 숙이는 것과
우디야나 반다, 위장을 등 쪽으로 붙여 끌어 올리는 것과
물라 반다, 항문을 수축시키는 세 종류의 반다가 있습니다.
지금은 잘라 반다를 하고 있습니다.
그대로 턱을 쇄골과 쇄골 사이에 닿도록 깊이 숙입니다.

이때 눈은 감으십시오. 그 상태에서 숨을 마십시오. 충분히 마신 후 내쉬십시오.
그 자세를 유지합니다. 그대로 숨을 마시고, 내쉬십시오. 내쉽니다.
한 번 더 해보겠습니다. 천천히 숨을 가득 채우고, 천천히 숨을 내쉬십시오.
이제는 편안하게 자연스러운 호흡을 하십시오.

●● **반복 1**

숨을 마시는 동안 앞이나 뒤 또는 옆으로 치우치지 않도록 합니다.
가슴을 들듯이 위로, 밖으로 팽창시킵니다.
그렇게 숨을 충분히 마시고, 내쉬십시오.
여러 번 반복하십시오.
폐를 가득히 채워 쇄골과 안쪽 겨드랑이까지 오게 합니다.
폐가 숨을 충분히 들이시고 받아들일 수 있도록 훈련합니다.
들이마시는 동안 신경 섬유까지 뻗도록 주의 깊게 합니다.
그렇게 마시고 내쉬고를 반복하십시오.

●● **반복 2**

땅속으로 물이 스며들 듯,
들이쉰 에너지가 몸속에 살아있는 세포들에 의해 흡수됩니다.
귀와 얼굴 근육, 이마, 피부의 긴장을 이완하십시오.
유리잔에 든 물이 흔들리지 않는 것처럼 마음도 흔들리지 않도록 훈련합니다.

실습 7

내쉬는 행법이 더 정확하고 익숙해지도록 훈련해보겠습니다.

그대로 숨을 마시고 내쉬기를 여러 번 해보십시오.

처음부터 끝까지 늑간근과 유리 늑골을 조이고 있어야합니다.
그렇지 않으면 지속적으로 부드럽게 내쉬기가 불가능합니다.
내쉬기의 출발점은 쇄골부터입니다.
죄고 있는 것을 풀지 말고 배꼽 아래 선에서 생식기능 아래로 숨이 밖으로 빠져 나갈 때에도 척추를 굳건하게 지켜야 합니다.
허리와 척추를 똑바로 유지합니다.
몸이 움직이면 마음도 움직이고, 몸과 신경, 마음의 흐름을 방해합니다.
가슴을 내리지 말고, 그대로 유지한 채 숨만 천천히 부드럽게 내보내십시오.
내쉬기는 신경과 뇌를 조용하게 하는 기술입니다.

●● 반복 1
숨을 마시는 동안 앞이나 뒤 또는 옆으로 치우치지 않도록 합니다.
가슴을 들듯이 위로, 밖으로 팽창시킵니다.
그렇게 숨을 충분히 마시고, 내쉬십시오.
여러 번 반복하십시오.
폐를 가득히 채워 쇄골과 안쪽 겨드랑이까지 오게 합니다.
폐가 숨을 충분히 들이시고 받아들일 수 있도록 훈련합니다.
들이마시는 동안 신경 섬유까지 뻗도록 주의 깊게 합니다.
그렇게 마시고 내쉬고를 반복하십시오.

●● 반복 2
땅속으로 물이 스며들 듯,
들이쉰 에너지가 몸속에 살아있는 세포들에 의해 흡수됩니다.

귀와 얼굴 근육, 이마, 피부의 긴장을 이완하십시오.
유리잔에 든 물이 흔들리지 않는 것처럼 마음도 흔들리지 않도록 훈련합니다.

실습 8

쿰박kumbhaka은 가득 채우거나 텅 비어질 수 있는
단지, 혹은 항아리를 뜻합니다.
쿰박에는 두 종류가 있습니다.
들이쉬는 숨과 내쉬는 숨 사이 즉, 그사이의 휴식 기간입니다.
또 하나는 내쉰 숨과 들어오는 숨 사이에의 휴식 기간입니다.
숨을 정지시킨 상태에서 그 숨을 유지하는 기술이 쿰박입니다.
숨을 유지하는 것을 참는 것이라고 잘못 해석하거나 훈련하지 마십시오.
숨의 유지가 뇌나 신경계통, 육체를 긴장하거나
붙잡아 두는 것이라고 해석하고 따라 해서는 안 됩니다.
쿰박은 뇌가 긴장을 푼 상태에서 행해져야 하며,
신경 체계에 새로운 활력소가 되어야 합니다.

훈련해보겠습니다.
호흡할 때 바른 자세를 부동자세라고 하겠습니다.
부동자세로 앉습니다. 허리와 척추를 바르게 위로 뻗듯이 세우고 앉습니다.
가슴이 위로 뻗듯이 열려 있고 집중합니다.
눈을 감고 고개를 숙입니다.
이마 근육과 귀 피부를 이완합니다.
뇌를 긴장하지 않는 것이 중요합니다.

그 상태에서 숨을 충분히 항아리를 채우듯이 가슴 꼭대기까지 마시고,
그대로 정지시킨 후 내쉽니다. 긴장하지 않습니다.
하나, 둘, 셋... 일곱. 천천히 풀어줍니다. 숨을 내쉬십시오.
자세를 그대로 유지하고, 잘라 반다, 즉 고개를 충분히 숙인 상태에서
빈 항아리를 채우듯이 천천히 숨을 가슴 꼭대기까지 채운 상태에서 stop.
하나, 둘, 셋...일곱. 그 상태를 그대로 유지하면서
숨을 천천히 부드럽게 내쉽니다.
내쉴 때도 그 자세가 유지되어야 합니다.
당신의 육체 안에서, 그 내적 공간에서 숨은 스스로 통로를 찾아 통로를 통해
외부로 빠져나갑니다. 다 내쉬십시오.

●● 반복 1

숨이 쿰박으로 정지되면 감각도 정지되고, 마음도 조용해집니다.
숨은 몸과 감각, 그리고 마음 사이를 연결하는 다리입니다.
프라나야마 디야나는 호흡 명상이라고 하나 프라타하라 디야나로 연결하는
행법입니다.
프라타하라 디야나는 우리 육체 안의 아홉 개의 문 즉,
감각 기관을 닫는 기술입니다.
쿰박 연습을 몇 번 더 해봅니다.

●● 반복 2

오늘 당신이 스트레스를 받았다면, 호흡명상을 해봅니다.
단 1분 만이라도 하고 쉽니다.

실습 9

두 가지 쿰박을 연습해보겠습니다.
쿰박은 호흡을 정지/보유하는 행법입니다.
우리의 육체에서 일어나는 일은 원래 자연스러운 행위였습니다.
마음이나 에고가 활동하면서부터 잊어버린, 옛날 옛적부터 있었던 자연스러움을
이제는 의도적으로 배워야 하는 시대에 살고 있습니다.

예술가가 예술에 완전히 몰입할 때
우리가 거대한 자연환경에 감탄할 때 저절로 숨이 멈춰집니다.
그것이 쿰박입니다.
사랑하는 사람에 대한 찬탄으로 숨이 막힐 때,
그와 같은 상태는 본능적이고 직관적입니다.
이런 상태, 그 순간을 쿰박이라고 이해하셔도 좋습니다.
우리는 모두 이미 오래전에
쿰박을 통한 평화와 기쁨의 감정을 느끼고 경험했습니다.
당신이 잊었다 하면 훗날 또 경험할 것입니다.
오늘은 의도적으로 쿰박을 훈련해보겠습니다.

먼저 앉은 자세를 점검합니다.
목을 숙이십시오. 턱이 쇄골 가까이에 있도록,
혹은 코끝이 단전을 보도록 해도 좋습니다.
천천히 숨을 충분히 쇄골까지 가득 차도록 마십니다.
그 부동자세에서 충분히 숨을 가득 채웁니다.
그대로 정지하십시오.

하나, 둘...............아홉. 천천히 내쉬십시오. 밖으로 내쉬십시오.

다 내쉰 다음 그대로 쿰박입니다.

정지 상태입니다. 그 자세를 유지합니다.

내쉰 다음 쿰박한 자세를 유지하십시오.

그대로 천천히 다시 숨을 마십니다.

빈 항아리를 채우듯, 천천히 항아리를 가득 채우면서 들이쉬기를 합니다.

단지의 물이 차오르듯이, 빈 항아리에 물을 채우듯이, 충분히 물을 채운 다음 Stop. 정지입니다.

이것을 휴식 공간이라고 하겠습니다. 그 공간이 쿰박입니다.

정지하는 것은 수단이고, 그 텅 빈 항아리 안을 보는 것,

그것을 유지하는 집중력. 혹은 그 에너지를 보유하고 있는 것,

이것이 쿰박입니다.

●● 반복1

위의 행법을 한번 더 반복합니다.

●● 반복 2

부동자세, 그 자세를 지키십시오.

처음 시도하는 것이라면 몸이 떨리거나 압도당하는 느낌도 들 수 있습니다.

공포감 같은 감정도 나타날 수 있습니다.

조금의 인내심과 노력으로 쉽게 극복할 수 있습니다. 몇 번 더 훈련합니다.

실습 10

쿰박은 묶는, 혹은 정지하는 수단으로 유지하고 보유하는 내적 에너지의 확장이 목적입니다. 수단과 목적을 혼동하지 않습니다. 천천히 한 단계, 한 단계가 훈련되어서 몸에 익으면 그것은 하나가 됩니다. 숨이 정지된 시간의 길이는 교통신호의 길이와 비슷합니다. 빨간 불일 때 지나가면 사고가 나듯이, 쿰박에서도 자기 능력 이상 욕심을 부리면 신경 체계에 손상이 올 수도 있습니다.
몸과 뇌가 긴장되지 않도록 합니다.

척추를 바르게 허리를 곧게 펴고, 고개를 깊이 숙이긴 하지만
몸은 수직으로 부동자세를 취하고 있습니다.
숨을 가슴 가득 충분히 마시고 Stop. 하나, 둘...... 아홉.
몸을 그대로 유지하면서 숨만 내쉽니다.
같은 방법으로 다시 해보겠습니다.

●● 반복 1

숨을 의지력만으로 붙들고 있지 마십시오.
얼굴이 붉어지거나, 숨이 차거나,
뭔가 몸 안에서 불쾌감이 느껴지면 잠시 쉬었다가 하십시오.
뇌가 긴장되고, 내이가 단단해지고,
눈이 충혈 된다면 자기 능력을 넘어선 것입니다.
조금씩 단계별로 발전시켜 나가십시오.

●● 반복 2

쿰박의 목적은 숨을 유지하거나 보유하는 것입니다.

스트레스, 불안, 두통, 우울증이나 불면증 등 감정 때문에 큰 병이 생깁니다.
물론 정욕이나 질투 같은 감정도 소멸되어야 합니다.
감정에서 자유로워진다면 여러 질병에서 벗어날 것입니다.

실습 11

들이쉬기와 내쉬기를 충분히 훈련한 다음 쿰박을 훈련합니다.
들이쉬기와 내쉬기가 아직 몸에 익숙하지 않다면 쿰박을 시도하지 마십시오.
한번 훈련해보겠습니다.
천천히 많이 들이쉬고, 천천히 부드럽게 내쉽니다.
다시 한번 더, 천천히 많이 들이쉬고, 천천히 부드럽게 내쉽니다.
한 번 더, 천천히 많이 들이쉬고, 천천히 부드럽게 내쉽니다.

이제는 쿰박을 함께 해보겠습니다.
내 상체가 항아리와 같습니다.
숨을 마시면서 그 항아리를 충분히 채우고, 잘라 반다/고개를 숙인 상태에서
그 항아리 안을 바라봅니다. 그 텅 빈 항아리 안을 바라봅니다.
그 텅 빈 항아리 안에 있는 꽉 찬 에너지…… 그 진동을 봅니다.
이 모든 것은 나의 의식이 하고 있습니다.
이렇게 유지할 수 있는 기술이 쿰박입니다.
자세는 그대로 두고 숨을 내쉽니다. 충분히 내쉬면서 다 내쉰 끝자락까지 의식과
함께 가십시오. 거기에서 다시 한번 쿰박하겠습니다.
숨을 정지시키고, 그 끝자락에 내가 있습니다. 내 의식이 있습니다.
숨은 정지된 상태입니다. 그것을 유지합니다. 이것이 쿰박입니다.

자, 이제 천천히 숨을 다시 한번 들이 쉬어 보겠습니다.

단지에 물을 채우듯 천천히 마십니다.

마셔서 가슴 꼭대기까지 꽉 채운 상태입니다.

당신은 고개를 숙이고 있는 상태입니다. 그 텅 빈 항아리 안을 바라봅니다.

물이 꽉 찬 그 상태를 바라봅니다. 그대로 유지하십시오.

몸은 움직여서는 안 됩니다.

이제는 천천히 숨을 내쉬어 보겠습니다.

물이 천천히 밑으로 빠져나가듯이 숨을 내쉬어 봅니다.

쭈~욱 내쉬는 것도 의식이 따라가서 내쉰

마지막 끝자락까지 의식이 따라갑니다.

그곳에서 그대로 Stop. 하나, 둘.............. 열.

이제는 숨이 알아서 하도록 내버려 두겠습니다.

몸, 육체적 자세를 그대로 유지하고 당신의 주의는

미간, 본래 자리로 돌아오십시오.

당신의 주의는 눈 중추, 미간에 있습니다. 집 안을 그곳이라고 하겠습니다.

그곳에 그대로 집중하고 쉬십시오. 다른 곳은 모두 이완합니다.

●● 반복 1

쿰박은 서서 하지 않습니다.

쉽고 편하게 하고 싶다면 누워서 하는 것이 좋습니다.

누운 자세라면 머릿밑에 베개를 놓아서 머리가 몸체보다 높아야 합니다.

머리의 긴장이 느껴지지 않을 것입니다.

●● **반복 2**

내적 정지가 15초 정도 숙달되면 물라 반다, 즉 항문 수축 훈련을 해봅니다.
잘라 반다로 쿰박 했듯이, 다음에는 잘라 반다와 물라 반다를
동시에 훈련해봅니다.

실습 12

둔부와 골반이 수평이 되도록 바르게 앉습니다.
허리와 척추를 수직으로 위로 잘 뻗은 나무와 같이 앉습니다.
지난번 잘라 반다와 함께 쿰박을 함께 한 것처럼
이번에는 잘라 반다와 물라 반다를 쿰박과 함께 해보겠습니다.
쿰박이 성공하면 감각도 정지되고 마음도 조용해집니다.
쿰박의 목적은 숨을 보유하는 것입니다.
숨이 붙잡혀 있는 동안은 말과 청력이 통제됩니다.
앞에서 배운 것을 몸에 익혔다면 쉽게 따라할 수 있습니다.

목 뒤 근육을 당겨 고개를 깊이 숙입니다. 이 상태가 잘라 반다입니다.
완전히 마칠 때까지 이 자세를 유지하십시오.
숨을 빈 항아리의 밑바닥에서부터 쇄골까지 충분히 채웁니다.
눈을 감은 채로 그 빈 항아리 안을 바라보십시오. 천천히 내쉽니다.
다시 한번 숨을 충분히 가득 마시고,
그렇게 차오르는 빈 항아리 안을 바라보십시오.
천천히 내쉽니다. 한번 더 해보겠습니다. 충분히 마시고 내쉽니다.

쿰박 수행을 위해서는 반다에 관한 지식이 중요합니다.
반다는 에너지를 분배하거나 조절하여 흡수할 때 안전장치 역할을 합니다.
에너지가 분산되는 것을 막아줍니다.
내적 정지를 할 때 횡격막과 복부 기관을 확실히 조이고
그것을 유지해야 합니다.
물라 반다까지 함께 해보겠습니다. 숨을 충분히 마시고, 내쉬십시오.
다시 한번 숨을 충분히 들이마신 끝에서 물라 반다를 합니다.
정지하고 있는 동안 그 상태를 유지하십시오.
내적 정지 기간 동안 복부 기관은 안으로 위로 당겨져 있으며
그 자세를 바르게 유지합니다.
잘란 반다와 물라 반다를 동시에 하고 있습니다.

숨을 들여 마신 끝에서 고개를 충분히 숙이고 있어야합니다.
그렇게 정지하고 물라 반다를 하고 그 상태를 유지할 때,
내 의식은 그 텅 빈 항아리 안을 봅니다.
쿰박을 하는 처음부터 끝까지 이 상태를 유지해야 합니다. 천천히 내쉬십시오.
완전히 내쉰 후 그 끝자락에서 정지와 함께 물라 반다. 그 상태를 유지합니다.
하나, 둘..................... 아홉, 열. 천천히 다시 숨을 마십니다.
그리고 자연스럽게 내쉬십시오.

마무리할 때는 숨을 충분히 마시면서 고개를 들고 그대로 내쉽니다.
다시 한번 마무리해 보겠습니다. 편안하게 숨을 마시고 내쉽니다.
프라나야마 후에는 충분한 휴식을 취하십시오. 그대로 누워서 쉬어도 좋습니다.
당신의 의식이 깨어있다면 명상하십시오.
주의를 미간으로, 집 안으로 모으고 명상하십시오.

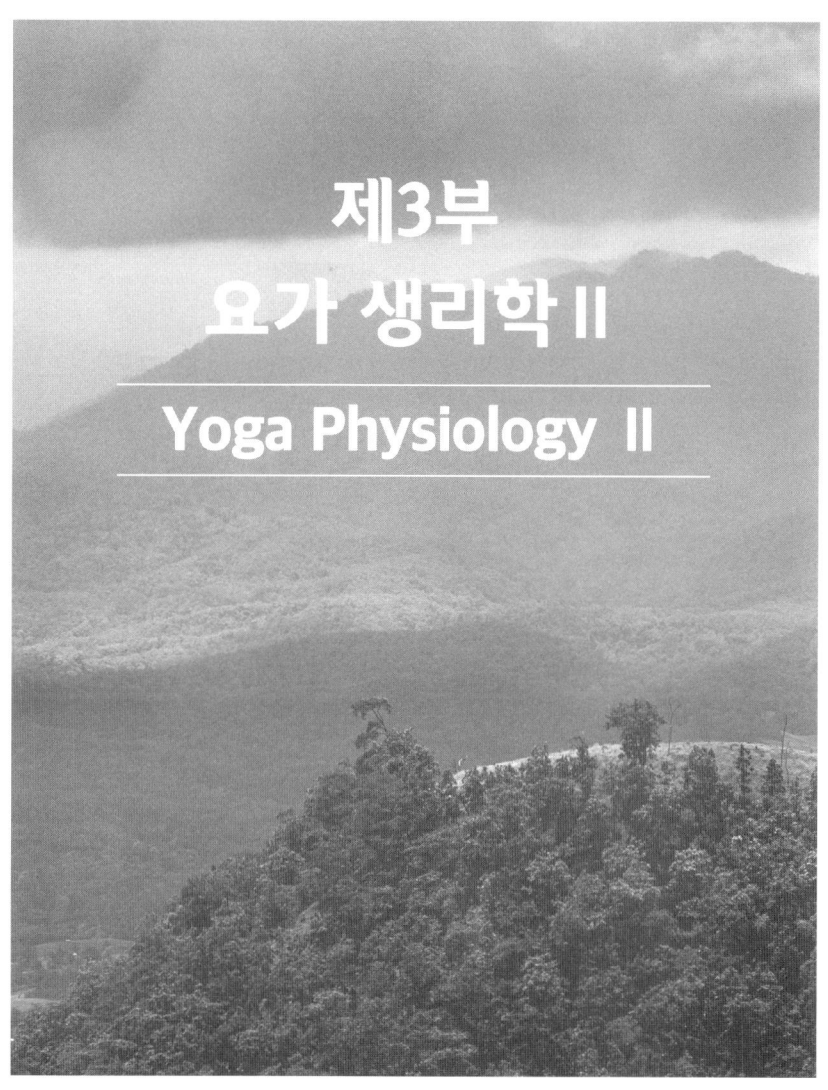

9. 우쟈이 프라나야마
Ujjayi Pranayama

접두사 'ud'는 '위로', 또는 '팽창하는'이라는 뜻이다. 그것은 또한 탁월함, 힘이라는 의미도 있다. 'jaya'의 뜻은 정복 또는 성공이며 또 다른 관점에서 보면 절제라는 뜻도 된다.

우쟈이ujjayi에서는 폐가 완전히 확장되면서 가슴은 영웅의 모습처럼 보인다.

●● 주의

프라나야마의 모든 단계는 내쉬기rechaka로 시작하여 들이쉬기puraka로 끝난다. 먼저 폐 속에 남아 드나드는 숨을 밖으로 내쉬어 보내고 난 다음 프라나야마를 시작한다. 내쉬기를 하면서 끝내지 않도록 주의한다. 심장에 무리가 올 수 있다. 프라나야마의 각 단계 끝마다 정상적인 들이쉬기를 한다. 힘을 써서 하지 않도록 한다.

●● 방법
- 정상적으로 호흡한다. 숨의 흐름을 의식적으로 관찰하고 느낀다.

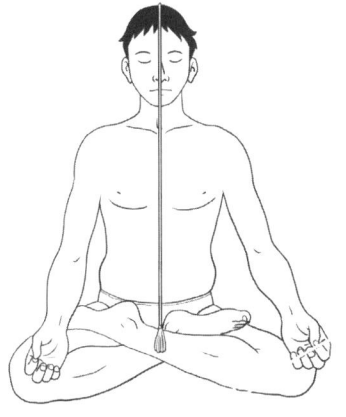
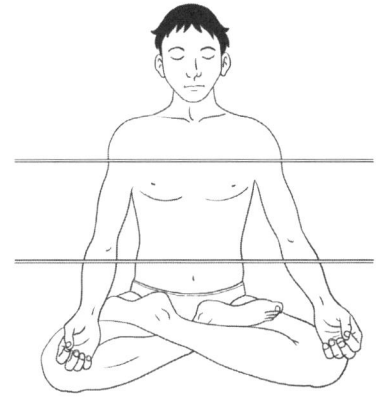

앉은 자세에서 수직, 수평 정렬

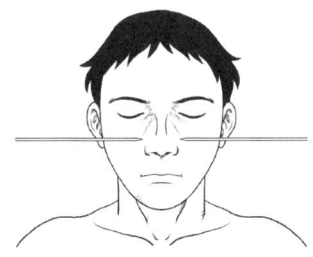
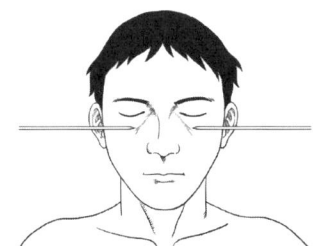

공동(空洞)

- 숨을 들이쉴 때 양쪽 폐가 균등하게 채워졌는지 확인한다. 가슴 위로, 밖으로 확장되는 것을 느낀다. 두 방향의 움직임이 동시에 일어나게 한다.
- 조용하게 숨을 내쉬면서 양쪽 폐가 균등하게 비워지게 한다. 폐가 어느 한쪽으로 치우치면 교정한다.
- 숨을 들이쉬는 동안 횡격막을 이완하고 양 옆으로 팽창되게 한다. 이때 복부를 부풀리지 않는다. 이를 방지하기 위해서는 횡격막이 흔들리거나 유리 늑골 위로 움직이지 않게 한다. 소리에 집중하고 시종일관 그 리듬을 유지한다. 폐를 밑바닥부터 꼭대기 쇄골까지 가득 채운다. 의도적으로 숨을 폐의 가장 먼 구석까지 채운다.
- "ㅅ-"하는 숨소리에 귀를 기울이고 그 흐름과 리듬을 살피며 숨을 조정하고 그

소리와 하나가 되도록 한다. 이것이 프라나야마 성공의 열쇠이다.

●● 효과

수련자가 더욱 집중할 수 있게 하고 신경이 활기 있게 도와준다. 또한 폐의 경직된 부분을 느슨하게 해주며 심호흡을 준비하게 한다. 신경을 부드럽게 하고 뇌를 고요하게 한다. 천천히, 고르게, 깊이 내쉬는 숨은 심장질환이나 고혈압을 앓는 환자들에게 이상적이다.

이 훈련은 저혈압이나 천식, 우울증으로 고생하는 사람들에게 좋다. 우쟈이 프라나야마는 폐에 공기를 공급하여 유연하게 하고 신경 체계에 활력을 주고 자신감을 불어넣어 준다. 심호흡으로 피는 조직의 가장 미세한 부분까지 생명을 공급하는 에너지를 전달한다. 이것은 담을 줄이고 가슴의 통증을 완화하며 목소리를 선율적으로 만들어 준다.

육체적 피로감에 시달리는 사람에게 좋다. 몸을 따뜻하게 하고 집중력을 높여준다. 호흡 수련 후 사바아사나로 마무리하는 것이 바람직하다.

사바아사나 Savasana/이완

산스크리트어로 sava는 시체를, asana는 자세를 의미한다. 그러므로 사바아사나는 시체인 체하는 자세이며 죽음과 같은 상태의 경험을 불러일으키는 것이고 육신이 물려받은 심장의 고통과 충격을 종식되는 경험을 해보는 것이다. 이것은 이완 그리고 회복을 의미한다. 이것은 단순히 텅 빈 마음으로 허공을 바라보며 등을 대고 누워있는 상태도 아니고 잠을 자는 상태도 아니다. 사바아사나는 요가 아사나 중에서 완벽하게 습득하기가 가장 어려운 자세이다. 그러나 또한 가장 신선한 활기를 북돋아 주며 보상도 그만큼 큰 아사나이다.

●● **효과**

사바아사나를 올바르게 수행하면 에너지의 낭비가 최소화되고 회복은 최대화되며 전 존재에 활력을 넣어 주어 구도자는 활기차고 창조적으로 된다. 또한 죽음의 공포를 없애고 용기abhaya를 불러일으킨다. 고요함의 상태와 내적 통일감을 경험하게 된다.

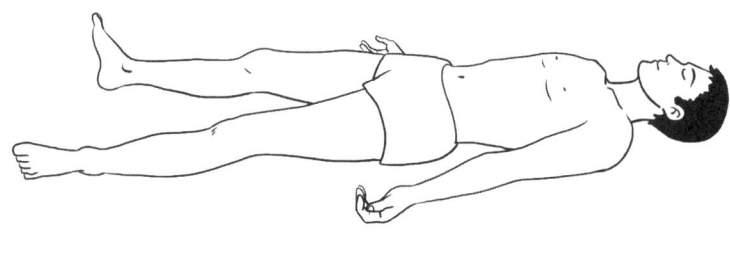

사바아사나

10. 빌로마 프라나야마
Viloma Pranayama

'loma'는 털, 'vi'는 분리 또는 부정을 의미한다. viloma는 '털에 저항하는' 또는 '사물의 자연적 질서에 거역하는' 등의 의미이다. 빌로마 프라나야마에서는 들이쉬기와 내쉬기가 연속적인 과정이 아니고 여러 번의 중단으로 방해받는 과정이다.

●● 방법
- 우쟈이 자세로 시작한다. 폐 속에 남아 있는 숨은 모두 내쉰다.
- 단계별로 들이쉬기를 시도한다. 2~3초 동안 들이쉬기를 하고 멈춘다. 숨을 2~3초 동안 정지한다.
- 다시 한번 2~3초 동안 들이쉬고 멈춘 다음 2~3초 동안 정지한다. 멈출 때 횡격막이 느슨해지지 않도록 한다.
- 중단되는 내쉬기를 시작할 때 횡격막을 고정한다. 2초간 숨을 내쉬고 멈추고, 2~3초 동안 숨을 멈추기를 반복한다.
- 이런 방법으로 폐가 완전히 텅 빌 때까지 계속한다. 그리고 횡격막의 조임을 서서히 완화한다.

- 빌로마의 주기를 마치면 2~3번의 정상 호흡을 한 다음 사바아사나로 마무리한다.

●● 효과
- 이 훈련은 몸에 편안함과 가벼움을 준다.
- 환희의 느낌과 고요함을 주며 인내심을 길러준다.
- 저혈압을 앓는 사람에게 도움이 된다.
- 폐 세포에 공기가 공급되고 폐의 탄력이 좋아지며 심호흡의 기술을 정확하고 쉽게 익힐 수 있다.

사바아사나 Savasana/이완

수련 후 사바아사나로 이완한다.

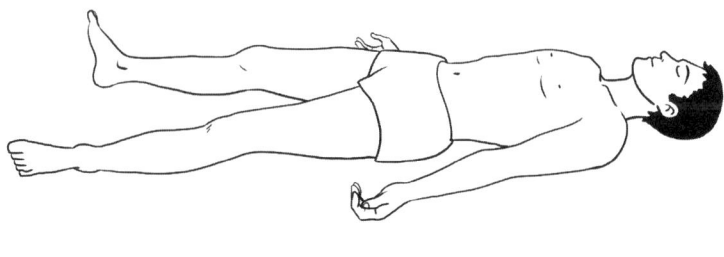

사바아사나

11. 브라마리 프라나야마
Bhramari Pranayama

브라마리bhramari는 크고 검은 벌을 뜻한다. 숨을 내쉴 때 벌이 내는 소리 같은 부드러운 음 — 소리가 나기 때문에 브라마리 프라나야마라고 한다. 고요하고 조용한 밤에 가장 수행하기 좋다. 이 호흡은 누워서, 또는 앉아서 하는 두 단계가 있다.

●● 주의사항
우쟈이 프라나야마로 숨을 깊이 들이쉬고 내쉴 때는 음 — 하는 소리나 중얼거리는 소리를 낸다. 그러나 숨을 정지kumbhaka 시키는 것은 바람직하지 않다.

●● 효과
음 — 하는 소리가 잠을 유도하므로 불면증에 시달리는 사람에게 좋다.

●● 방법 1
- 손은 얼굴에, 팔꿈치는 어깨선에 맞춰서 올린다.
- 손가락 끝은 외부의 소리를 차단하기 위해 콧구멍에 댄다. 눈은 꼭 감는다. 나머지 손가락은 눈의 빛을 차단한다.

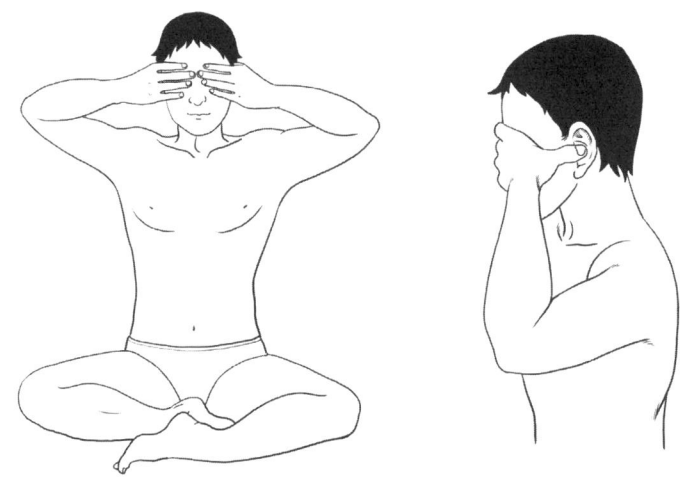

브라마리 프라나야마 방법 1

- 안구는 움직이지 말고 수동적 상태로 두면서 부드럽게 누른다.
- 엄지손가락으로 귀를 막았기 때문에 내부의 소리를 들을 수 있다.
- 안구에 가해진 압력을 통해 빛이 발하는 여러 색채를 볼 수 있다.
- 브라마리 프라나야마 수행을 마칠 때에는 숨을 들이마신 후 끝낸다.
- 사바아사나를 한다.

●● 효과

뇌호흡으로 고요함과 집중력이 향상된다.

●● 방법 2

- 무드라를 유지하는 것은 어려우므로 머리 주위, 귀 주변 그리고 관자놀이를 붕대로 감는다.
- 이마를 중심으로 3~4회 감은 후 귀를 감싼다. 벌이 내는 소리 같은 부드러운 음 — 소리를 내고, 듣는다.
- 수행하기 가장 좋은 때는 조용한 밤이다.

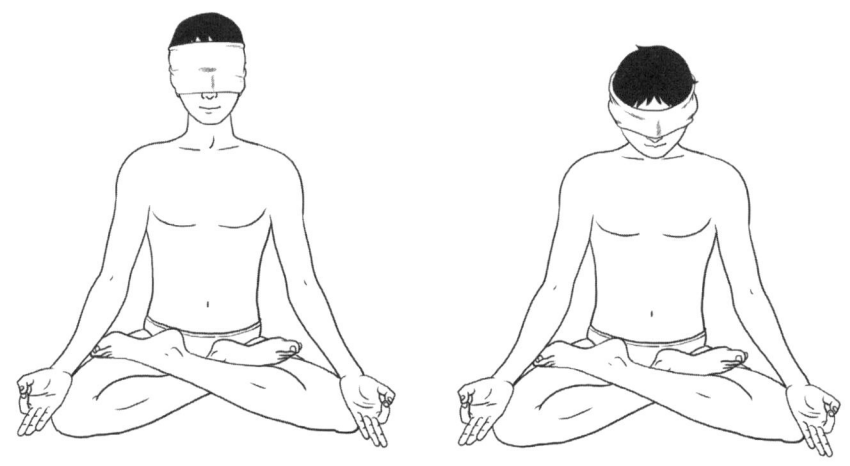

브라마리 프라나야마 방법 2

- 이 수행은 앉아서도 할 수 있고 누워서도 할 수 있다.
- 브라마리 프라나야마에서는 숨을 정지시키기는 쿰박을 하지 않도록 한다.

●● **효과**

명상하기 전에 가장 적합한 프라나야마이다.

사바아사나 Savasana/이완

수련 후 사바아사나로 이완한다.

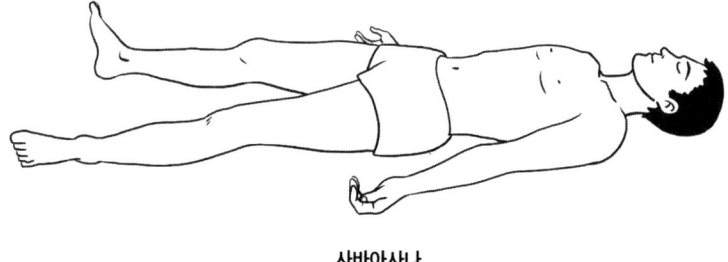

사바아사나

12. 바스트리카와 카팔라바티 프라나야마
Bhastrika/Kapalabhati Pranayama

바스트리카는 풀무를 뜻한다. 마치 풀무를 사용할 때처럼 의도적으로 공기가 들어왔다 나가는 것을 의미한다. 다른 프라나야마에서는 들이쉬기가 내쉬기의 속도, 양식, 리듬을 결정하지만 바스트리카에서는 내쉬기가 그렇게 한다. 이 호흡에서는 들이쉬고 내쉬는 숨이 활기차고 힘이 넘친다. 그 소리는 대장장이가 풀무질을 할 때 내는 소리와 같다.

●● **방법**
- 먼저 우쟈이 프라나야마를 몇 번 한 후 마지막에 폐 속의 공기를 모두 내쉰다.
- 짧고 강하게 숨을 마시고 재빨리 센 바람으로 그 숨을 내보낸다. 이것을 반복한다. 두 번째 들이쉬는 숨은 첫 번째 보다 더 빠르고 강해지는 것을 알 수 있는데 이전의 내쉬는 숨이 강력했기 때문이다.
- 한번 빨리 들이쉬고 내쉬는 숨을 함께 하면 한 차례의 바스트리카가 된다.
- 4~8번 빠른 숨을 단 번에 하여 한 주기를 완성하고 내쉬기로 끝낸다.
- 우쟈이에서처럼 천천히 깊은 숨을 몇 번 쉬거나 원한다면 물라 반다로 숨을 안으로 보유해 5~8초 지속한다. 그런 다음 우쟈이에서처럼 천천히 깊게 내쉰다.

이렇게 하면 폐와 횡격막이 쉬게 되어 새롭게 한 차례 바스트리카를 할 준비가 된다.
- 바스트리카의 빠른 숨을 여러 주기 반복하면서 호흡을 보유하지 않고 우쟈이를 3~4회 중간에 끼워 실시한다. 그다음 심호흡을 한번 하고 사바아사나로 눕는다.
- 기력이 향상되면 각 주기 내에서의 빠른 숨의 횟수와 주기 횟수를 늘려가도 된다. 그러나 숨의 톤이 변하면 즉시 중단한다.
- 여러 주기를 단숨에 하기 어려운 경우는 각 주기가 끝난 다음 몇 차례 우쟈이를 하여 폐를 쉬게 하고 사바아사나로 휴식한다.

●● 효과
- 두 가지 호흡 모두 간과 비장, 췌장, 복부 근육을 활성화시켜 활기차게 하며 소화 기능을 향상시킨다.
- 공동을 마르게 하고 콧물이 흐르는 것을 막아준다. 또 환희의 감정을 일으킨다.

●● 주의할 점
- 바스트리카는 프라나를 발생시켜 몸 전체를 활성화시킨다. 보일러에 지나치게 불을 많이 때면 타는 것처럼 바스트리카를 너무 오래 수행하면 폐에 위험 부담을 주고 조직을 마모시킬 수 있다.
- 소리가 점점 작아지기 시작하면 중단하고 새로 시작하거나 호흡 횟수 또는 주기의 횟수를 줄이고 아니면 그날의 훈련을 아예 중단한다.
- 흥분이나 긴장이 느껴지면 그 순간 수행을 중단한다.
- 내쉬는 숨소리가 잘못 되었거나 호흡이 제대로 돌아오지 않으면 수행하지 않는다. 어떤 경우든 억지로 하게 되면 부상을 입거나 코피를 흘릴 수 있다.
- 체력이 약하거나 폐 기능이 좋지 않은 사람은 바스트리카나 카팔라바티를 해

서는 안 된다. 혈관이나 뇌에 손상을 입힐 가능성이 있다.
- 이 두 호흡은 다음의 경우에는 수행해서는 안 된다.
  - 여성의 경우 힘찬 숨을 쉴 때 가슴이 내려앉으면서 복부 기관이나 자궁이 탈출할 우려가 있다.
  - 귀나 눈에 질병이 있는 사람(귀에 고름이 생긴다거나 망막 분리증, 녹내장 등)
  - 고혈압 또는 저혈압인 사람
  - 코피가 나거나 귀가 울리고 통증이 있는 사람. 이런 증상이 있으면 즉시 연습을 중단하고 며칠간 수행하지 않는다. 그런 다음 다시 시도해보고 증상이 또 나타나면 이 훈련은 본인에게 적합하지 않다고 봐야한다.
- 많은 사람들이 바스트리카가 쿤달리니 샥티를 각성시킨다고 잘못 생각하고 있다. 이 두 호흡이 뇌를 활성화시킨다는 것은 의심의 여지가 없지만 쿤달리니를 각성시킨다는 이유로 바스트리카와 카팔라바티를 수행하면 몸과 신경, 뇌에 치명상을 입을 수 있다.

(카팔라바티 프라나야마는 p.33 참조)

13. 나디 소다나 프라나야마
Nadi Sodhana Pranayama

나디nadi는 우주적 에너지, 생명 에너지, 생식 에너지 등의 여러 에너지를 운반해 주는 프라나 또는 에너지의 통로로써 관 모양을 한 기관이다. 뇌는 두 영역으로 나뉘어 작용하는데, 왼쪽 뇌는 몸의 우측 부분을 통제하고 오른쪽 뇌는 몸의 좌측을 통제한다. 다시 말하면, 뇌는 두개골 기저부에 있는 좀 더 원시적인 후두부(이 부분은 지혜의 자리로서 명상적인 뇌라고 일컫는다)와 외적인 세계를 다루는 활동적이고 계산적인 전두부로 나뉜다.

들이쉬기와 내쉬기의 과정 동안, 숨의 소리, 공명, 흐름을 끊임없이 측정해야 하는데 코 통로의 맨 위와 아래 끝을 아주 미묘하고도 섬세하게 조작하여야 가능하다. 나디 소다나는 대단히 명상적인 프라나야마이므로 코를 밑으로 살짝 당겨 머리를 좀 더 아래로 내리도록 한다. 콧구멍에 댄 손가락을 바꾸거나 코뼈와의 접촉을 놓치거나 하지 않는다. 머리를 낮추면 가슴이 무의식적으로 안으로 휘기 쉽다. 이렇게 되지 않도록 주의한다. 이를 의식하면서 머리가 내려올 때 가슴을 위로 올린다. 이렇게 머리를 좀 더 내리면 폐의 끝까지 산소가 구석구석 가득 찼는지 아닌지를 깨닫는 데 도움이 된다. 만일 폐 양쪽 꼭대기 부분이 빈 것 같은 느낌이 들면 숨을 더 끌어들여 폐를 완전하게 채운다. 머리가 약간 내려오고 가슴이 올라가면 계산을 하는 전두부가 조용해지고, 명상과 관련이 있는 후두부가 활성화된다.

코 위에 손가락을 놓는 기술

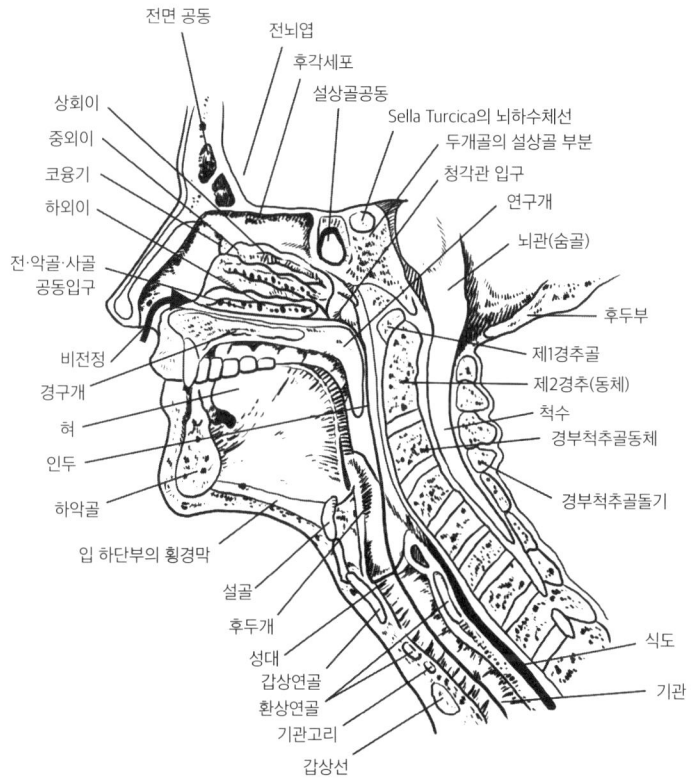

코, 인두, 후두, 기관으로 이어지는 호흡의 통로

코는 뼈와 연골이 지탱해주는 원추형의 방으로써 바깥은 피부로, 안은 점막으로 되어있고 콧구멍은 격막으로 지지되고 분리된다. 콧구멍의 내부는 불규칙적이고 작은 구멍들을 통해 두개골의 공동으로 연결된다.

콧구멍으로 들어간 공기는 여과되어 기관으로 내려가 폐로 전해진다. 이 흐름은 공기가 코 중간 윗부분의 보다 더욱 넓은 통로를 통과할 때 약간 느려진다. 두개골에 있는 비강의 양쪽에는 외이라고 부르는 세 개의 나선형 모양의 구멍이 많은 뼈가 늘어 서 있다. 이 뼈들은 새의 날개 같은 모양인데 공기의 흐름을 소용돌이치게 만들어 복잡하고 다양한 패턴으로 줄지어 있는 점막을 털어내는 기능을 한다.

엄지손가락과 두 손가락으로 코를 누를 때 코의 통로가 넓어지거나 좁아지며, 이것이 공기 흐름의 모양과 방향을 조절하는데 도움이 된다. 이 흐름을 잘 관찰하려면 예민한 주의력이 필요하며 이로 인해 내적 인식이 발달된다.

이 인식은 또한 공기의 흐름으로 생기는 미묘한 진동을 듣는 법을 배움으로써 향상된다. 이 부분이 프라나야마에서 귀가 차지하는 중요한 역할이다.

나디소다나

●● 방법

- 오른손을 얼굴 앞에 둔다.
- 팔꿈치는 가슴 앞에 있어야 하며 아래 팔뚝은 수직이 되어야 한다. 머리, 목, 등은 일직선이 되어야 한다.
- 검지와 중지 끝을 미간에 두고 손가락은 반듯이 편다. 엄지는 오른쪽 콧구멍 옆에 있어야 한다. 약지와 새끼손가락은 왼쪽 콧구멍 옆에 모은다.
- 엄지로 오른쪽 콧구멍을, 약지로 왼쪽 콧구멍을 눌러 제어할 수 있다.
- 엄지로 오른쪽 콧구멍을 막는다. 왼쪽 콧구멍으로 천천히 들이쉰다. 깊이 들이쉬면서 복부와 가슴을 팽창시킨다. 허파를 최대한 채운다.
- 들숨 끝에서 왼쪽 콧구멍을 막고 오른쪽 콧구멍을 열어 천천히 내쉰다. 내쉬는 동안 가슴과 복부를 부드럽게 수축하여 폐를 가능한 한 많이 비워야 한다.

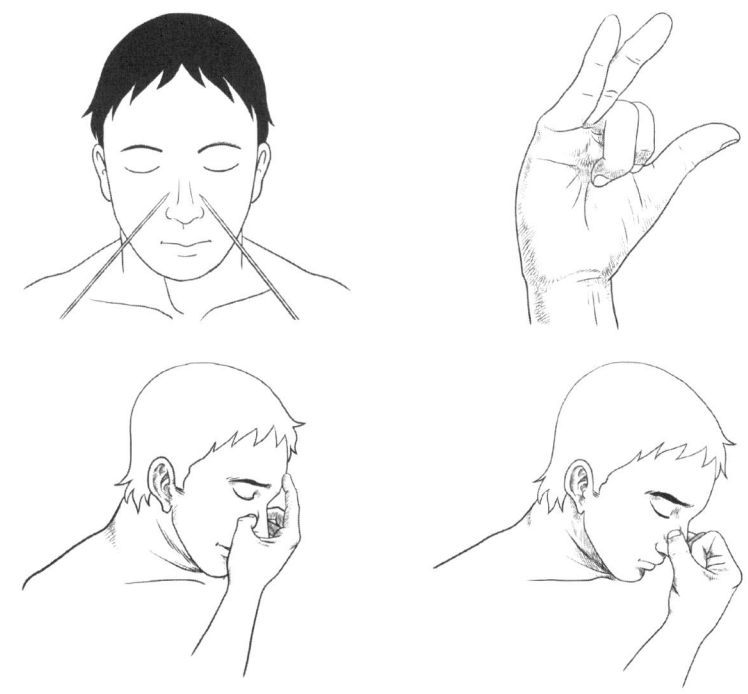

나디소다나 프라나야마 손의 위치와 모양

- 날숨 뒤에 오른쪽 콧구멍으로 천천히 들이쉬면서 폐를 채운다.
- 오른쪽 콧구멍을 막고 왼쪽 콧구멍을 열어 내쉬면서 폐를 비운다.
- 왼쪽 콧구멍 들숨, 오른쪽 콧구멍 날숨, 오른쪽 콧구멍 들숨, 왼쪽 콧구멍 날숨, 이렇게 두 번 마치면 1회가 된다.
- 들숨의 지속시간은 날숨의 지속시간과 같아야 한다. 15회 수행한다.

●● 효과

기운을 북돋아 주는 프라나야마로 보다 섬세한 조정을 위해 손가락과 점막이 더 민감해지도록 훈련한다. 마음이 손가락, 코의 통로, 숨에 집중되어 결국 한 점으로 모이게 된다. 숨 멈추기 동안 물라 반다와 우디야나 반다를 하면 수행자의 신경이 강화되어 인생의 부침(浮沈)을 견뎌내고 명상을 위한 준비가 된다.

나디소다나 프라나야마에서는 프라나가 깊이 스며들기 때문에 다른 종류의 프라나야마보다 더 많은 양의 산소가 혈액에 공급된다. 신경이 조용하게 정화되고 마음도 고요하고 투명하게 맑아진다. 이 수련으로 몸이 따뜻해지고 질병이 사라지며 힘을 얻게 되고 마음이 고요해진다. 숨을 들이쉴 때 들어온 우주적 에너지에서 나온 생명 에너지는 생명에 중요한 차크라를 가까이 통과하고 여러 선gland에 영양을 공급한다. 뇌의 호흡 관장 중추를 자극하여 신선하고 깨끗하며 고고한 상태로 만든다. 지성의 빛이 뇌에서뿐만 아니라 마음속에서도 동시에 밝혀진다. 이 빛은 구도자를 올바른 삶, 올바른 생각, 민첩한 행동, 건전한 판단으로 이끌어 준다.

사바아사나 Savasana/이완

수련 후 사바아사나로 휴식한다.

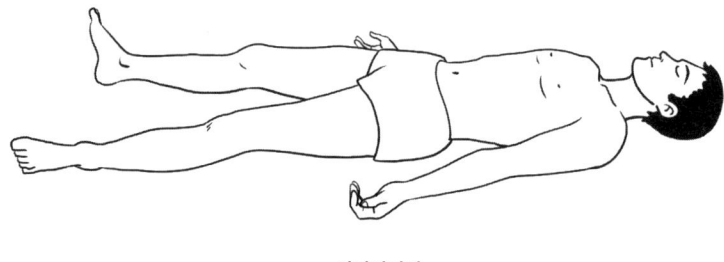

사바아사나

몸에 대해서

우리가 사는 놀라운 집, 바로 육체...몸이다.

우리 몸은 *12층 왕궁*과 같다.

어떤 보물들이 그 안에 숨겨져 있을까?

이 어둡고 깊이를 알 수 없는 동굴(몸)에는

가장 순수한 맑은 빛을 가진 많은 보석들이 있다.

오랜 시간 동안 우리는 이 집안을 주의 깊게 쳐다보지 않았다.

우리는 외적인 청결과 겉모습을 돌보기 위해 날마다 시간을 보낸다.

어떤 사람들은 '이 쇠퇴할 진흙 옷'(몸)을 아름답게 꾸미기 위해

지나치게 많은 시간을 쓰면서도 그 안에 경이로운 것들이 숨겨져 있는지는

결코 알아내려고 하지 않는다.

우리는 참으로 중요한 다이아몬드 광산을

소유하고 있다는 것을 잊고 살고 있다.

14. 프라나야마의 실천

요가에서는 마음의 영역과 경험도 프라나야마의 실천을 통해 통제될 수 있다고 말한다. 프라나야마는 프라나 범위의 확장이지 호흡의 조절이 아니라는 것을 기억해야 한다. 요가의 핵심어들은 언어로는 가장 가깝게 표현해도 실제와는 다르다. 경험을 통해 그 단어는 다른 의미로 이해되기 때문이다. 우쟈이, 나디 소다나, 브라마리, 바스트리카, 카팔라바티는 프라나야마의 기법들이지 프라나야마가 아니다.

요가 수트라에서 파탄잘리는 다양한 종류의 프라나야마에 관해서 말한다. 그의 설명은 간단하고 명료하다. 숨 들여 마시기와 내쉬기 그리고 보유가 프라나야마의 세 종류라고 했다.

호흡은 프라나를 의식/자각하는데 상당히 중요한 역할을 담당한다. 프라나야마의 진보된 단계에서 호흡 기술 그 자체만으로 충분하지 않다. 여러 가지 다양한 기법들이 있는데 이것들이 모두 통합이 되었을 때 비로소 프라나야마의 진보된 면이라 할 수 있다.

프라나야마의 마지막 단계가 완성될 때, 신체적, 정신적, 영적 경험이 존재한다. 호흡에 대해서 알고 싶다면 먼저 자아나 '숨'에 대해 알아야 한다.

아래는 가장 오래된 초기 우파니샤드에서 '자아'란 무엇인가라는 질문에 대한 성자의 대답이다.

> 그대가 들이쉬는 숨prana으로 호흡하는 그가 그대의 자아atma이다.
> 그것은 모든 것 속에 있다.
> 그대가 내쉬는 숨apana으로 호흡하는 그가 그대의 자아이다.
> 그것은 모든 것 속에 들어 있다.
> 그대 안에 편재되어 있는 숨vyana으로 호흡하는 그가 그대의 자아이다.
> 그것은 모든 것 속에 들어 있다.
> 그대의 상승되는 숨udana으로 호흡하는 그가 그대의 자아이다.
> 그것은 모든 것 속에 들어있다.
> 모든 것 속에 있는 그가 그대의 자아이다.

생사의 근본은 호흡이다. 중요한 것은 바른 호흡을 익히는 것이다. 고른 호흡을 통해 삶에서 일어나는 많은 문제를 바르게 직시하게 한다. 효과로는 마음을 고요하게 하고 여러 층의 긴장감을 해소하며 심장병이나 고혈압 등의 많은 질병을 예방하고 치료하는데 도움을 준다.

몸은 존재being가 들어있는 그릇이다. 심신의 안정을 이루기 위해서는 호흡으로 이완의 기술을 익혀야 한다. 몸이 이완되면 마음은 고요해지고 의식은 깨어난다. 의식이 깨어나 집중 능력이 생기면 불안과 갈등 분노는 사라진다. 동시에 내면의 평화를 찾을 수 있으며 침묵할 수 있다. 우울하고 슬플 때 침묵하면 그 자리에 안정감과 수용 그리고 평화가 있다.

우리가 잠시 멈출 때

말을 멈추고, 동작을 멈추고, 걱정을 멈출 때....

어쩌면 우리는 아무 일도 일어나지 않는다고 생각할 수 있다.

그러나 사실은 많은 일이 일어난다.

잠시라도 침묵하는 명상법을 배우면 무엇인가 감지되기 시작한다.

몸은 이완되고, 생각은 차분해지며, 마음은 명료해지고

사물의 모든 이치가 지금까지와는 아주 다르게 보이기 시작할 것이다.

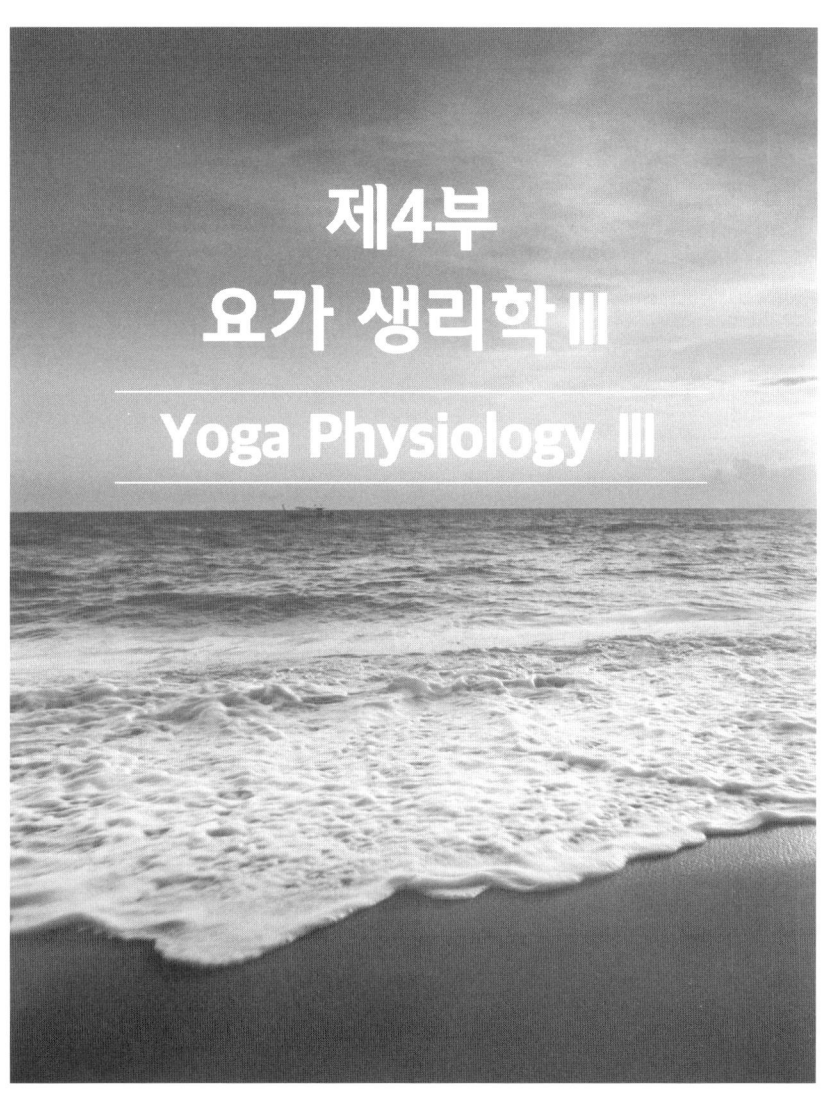

제4부
요가 생리학 III
Yoga Physiology III

RYTK400

15. 도샤 Dosha

기질 및 체질을 좌우하는 주요 영향력은 5대 요소(흙, 물, 불, 바람, 에테르)의 일면들인데, 이것은 자연계에 널리 퍼져있는 의식의 세 가지 구성 요소 또는 속성(구나 gunas)의 드러난 측면들이다. 도샤는 미묘하고 영향력이 있는 힘이다. 도샤가 우리의 기질 및 체질에 균형 있게 작용하면 우리는 정신적, 신체적으로 건강하게 된다. 도샤가 다소 불균형을 이루면 몸의 불편함을 경험할 수도 있다. 도샤가 명백하게 불균형 상태면 - 세 가지 도샤 중 어느 한 가지 혹은 그 이상의 영향력이 과도하거나 모자랄 때 - 건강상태가 악화되어 불편한 증상이 나타난다. 세 가지 도샤는 바타vata, 피타pitta, 카파kapha이다. 이들 간의 균형이 유지될 때, 최상의 건강상태가 유지된다.

바타 도샤 Vata Dosha

바타는 '바람, 움직이다, 흐르다, 무엇의 과정을 이끌다, 또는 지휘하다.' 등의 의미이다. 바타는 다른 두 도샤가 표현되는 것을 가능하게 한다. 바타의 작용은 건조시키고, 냉각시키고, 점화하고, 동요시키고, 움직이는 것이다. 바타는 운동, 들숨과 날숨, 순환, 자극, 근육 및 신경조직의 균형, 그리고 감각의 조정 등을 유지한다. 체내에서 바타의 주된 자리는 결장이다. 바타는 또한 엉덩이와, 넓적다리와, 귀와, 뼈에도 있으며, 촉감과 관계가 있다. 에테르와 공기의 힘의 결합인 바타는 생명력, 생각, 체액, 신경 자극 등의 것들이 움직이는 공간이 있는 곳에 존재하며 그러한 공간에서 영향력을 발휘한다.

바타 도샤가 교란되고 불균형을 이룰 때 나타나는 몇 가지 증상으로는 불안, 근심, 지나치게 노력하는 경향, 불면, 만성피로, 정신적, 감정적 우울증, 신체적 긴장과 다른 스트레스 징후들, 면역체계의 약화, 두통, 저체중, 변비, 피부 건조증, 생명력과 신경 자극의 불규칙한 흐름, 정신적 혼란, 마음의 갈등, 의사결정을 내릴 수 없음, 충동성, 빠르고 앞뒤가 맞지 않는 말, 몽상, 환상, 몽롱해진 느낌, 그리고 생각과 감각과 환경으로부터 동떨어진 느낌 등이다.

바타의 힘이 균형을 이룬 표시로서는 정신적으로 깨어있음, 창조적 힘이 풍부함, 낭비적인 문제들을 효과적으로 제거함, 숙면, 면역력의 강화, 열의, 정서적 안정, 그리고 신체조직의 안정된 작용 등이 있다.

두드러진 바타 체질을 가진 사람들 또는 바타가 불균형을 이룬 사람들은 충분히 휴식을 취하고, 규칙적인 일상생활을 영위하며, 바타 특성이 균형을 이루는데 도움이 되는 행동, 개인적 관계, 음식, 주변 환경을 선택하는 것이 좋다. 또한 정신적, 신체적 충동을 조절하고 자신의 정신적 태도와 감정적 상태와 행동을 도움이 되는 쪽으로 변화시키는 것도 중요하다.

피타 도샤 Pitta Dosha

피타(불의 요소)는 따뜻하게 하고, 소화를 촉진하고, 화학적, 생물학적, 심리적 변화에 영향을 미친다. 피타는 시각적인 지각 및 지성적으로 식별하는 능력과 관련이 있다. 불과 물의 요소가 결합한 피타는 체내에서 수분과 유분, 소화기 계통의 분비액과 혈액 속에 존재한다. 체내에서 피타의 주된 위치 또는 자리는 소장이다. 피타는 또한 눈, 위, 피지선, 혈액, 림프와 땀 속에도 있다.

피타의 힘이 교란되거나 균형을 잃으면 나타나는 몇 가지 증상들은 과도한 체열, 소화력의 문제, 적대적이거나 화를 내고 통제하려는 경향, 성급함, 목표를 이루기 위해 지나치게 노력하는 것, 시력 장애, 정신적 혼란 또는 정열이나 감정이 이성적 판단력의 힘을 흐리게 함으로써 판단의 오류를 범하는 것이다. 피타의 힘이 균형을 이룬 표시로는 왕성한 소화력, 활력, 확고한 목표 지향성, 대담함과 용기, 밝은 안색 등이다.

두드러진 피타 체질을 가진 사람들 또는 피타가 불균형을 이룬 사람들은 좀 더 절제하며 살고, 의도와 행위에 있어 순수성을 함양하며, 피타 특성이 균형을 이루는 데 도움이 되는 음식, 태도, 행위, 개인적 관계, 주변 환경을 선택하도록 권장한다.

카파 도샤 Kapha Dosha

물과 땅의 힘의 결합인 카파는 체내에서 수분과 농도가 짙은 물질로 존재한다. 카파는 사물을 서로 결합시킨다. 카파의 힘의 예로 점액을 들 수 있다. 카파 도샤는 자양분과 신체의 구성에 필요한 물질을 제공하고 몸의 근육 및 신경조직과 관절조직에 영향을 미친다. 카파의 심리적 특성들은 겸손함, 인내력, 지구력, 용기, 용서하는 성향, 정신적 고요함 그리고 감정적 안정감이다.

카파 도샤의 영향력은 대게 차갑고, 습기 있고, 무겁고, 느린 것에 있다. 혈액과 순환계 내에서 카파의 힘은 자양분을 공급하고, 피타의 힘은 에너지나 열을 주며, 바타의 힘은 순환을 가능하게 한다. 도샤들의 균형 잡힌 영향력은 건강과 안정된 정신적, 신체적 기능으로 귀결된다. 카파 도샤의 주된 자리 또는 위치는 위장이다. 그것은 또한 림프와 지방에도 존재한다. 카파 도샤는 후각과 미각과 관계가 있다.

카파 도샤의 힘이 교란되거나 균형을 잃었을 때 나타날 수 있는 증상들은 메스꺼움, 무기력, 무거운 느낌, 추위, 사지 풀림, 기침, 점액 유출, 호흡곤란과 잠을 너무 많이 자는 경향 등이다. 기타 증상들로는 무력증, 울혈, 울체, 순환의 문제가 있을 수 있다. 비만이 되는 경향도 있다. 또한 권태, 게으름, 정신적인 아둔함도 있을 수 있다.

카파의 힘이 균형을 이룬 표시로는 육체적인 힘, 면역체계의 강화, 평정심, 결단력, 이성적 사고, 자신의 자원을 보존하고 현명하게 사용하며 부를 축적하는 능력, 지구력, 적응력 등이다.

두드러진 카파 체질을 가진 사람들 또는 카파가 불균형을 이룬 사람들은 유익한 변화를 수용하고, 진보에 방해가 되는 것들은 끊으며, 삶의 질을 향상시켜주는 행위를 의도적으로 실행하고, 카파 특성이 균형을 이루는데 도움이 되는 음식, 마음가짐, 행위, 운동, 관계와 주변 환경을 선택하는 것이 좋다.

하루의 리듬과 사계(四季)의 리듬

도샤의 영향력은 우주적인 힘을 조절하는 세 가지 구나스에 의해 결정되기 때문에, 우리를 둘러싼 환경에 드러나는 구나스의 특성들은 우리의 기본적인 체질에도 영향을 미칠 수 있다. 그러므로 하루 그리고 사계의 리듬에 순응함으로써 건강하게 살고 역할을 모두 다 할 수 있게 된다. 하루 중 각 도샤의 영향력이 지배적인 시간대는 다음과 같다.

- 바타는 오전 2시부터 6시까지(해 뜨기 전) 영향을 미친다. 몸의 노폐물을 제거하고 바타 도샤의 상쾌함과 자유롭게 흐르는 에너지에 자신을 조화시키려면 6시 이전에 깨어난다.
- 카파는 오전 6시부터 오전 10시까지 영향을 미친다. 가능하다면 이때가 운동하기에 최적의 시간인데, 체력과 원기가 최고조의 수준에 있기 때문이다. 또한, 집중력과 내면의 힘이 요구되는 일이나 활동하기에 좋은 시간이다.
- 피타는 오전 10시부터 오후 2시까지 영향을 미친다. 이 시간에는 소화력이 가장 왕성하기 때문에, 하루 중 주식을 먹기에 이상적인 시간이다.
- 바타는 오후 2시에서 6시까지 영향을 미친다. 하루 중 이 시간대에는 가벼운 식사나 운동을 해야 한다.
- 카파는 오후 6시에서 10시까지 영향을 미친다. 충분한 휴식을 취하고 싶으면, 오후 10시 이전에 잠자리에 든다.
- 피타는 오후 10시에서 오전 2시까지 영향을 미친다.
- 바타의 영향력은 날씨가 차갑고 건조한 겨울에 두드러진다. 이 시기에는 정신적, 육체적으로 바타의 특성들을 가라앉히거나 억제하는 식이요법과 운동을 유지한다. 기름지고 영양가 있는 음식을 섭취한다.
- 카파의 영향력은 비가 자주 오고 자연의 건조함이 습기로 대체되는 봄 동안 두드러진다. 이 시기는 일 년 중 적당한 신체 정화 프로그램을 시행하고 카파 특성을 가라앉히거나 억제하는 식이요법과 활동을 하기에 좋은 시기이다. 피타의 힘을 증가시킬 수 있는 음식을 선택해도 좋다. 이때는 좀 더 활동적인 운동 프로그램을 시행한다. 따뜻하고 건조한 상태를 유지하라. 따스한 감성을 양성한다.
- 피타의 영향력은 날씨가 더운 여름에 두드러진다. 피타의 특성들을 억제하는 식이요법과 활동을 고수하라. 가볍고 습기가 있는 음식을 섭취해야 한다.
- 가을에는 바타의 영향력이 다시 우세해진다.

16. 숨에 대해서...

숨이 육신/몸의 가장 중요한 핵심이며 숨과 마음은 사람과 절대자 사이에 가장 가깝게 통하는 두 요소이다. 몸은 세 가지로 되어 있는데 마음으로 된 것, 말로 된 것, 그리고 숨으로 된 것이다.

> 감각들을 넘어서면 마음이 있고
> 마음을 넘어서면 진리가 있고
> 진리를 넘어서면 위대한 자아/숨 있다.
> 숨은 말 그대로 모든 육신의 부분 중 핵심이다.

들이쉬는 숨 (아파나 Apana)

배꼽과 회음 사이 골반 영역에 자리하고 있다. 이 에너지는 몸의 노폐물과 독소 제거를 책임진다. 신장, 방광, 대장, 배설기관의 작용을 책임지고 생존과 몸의 건강을 위한 대소변 배출은 아파나의 힘으로 조절된다.

내쉬는 숨 (프라나 Prana)

횡격막과 목구멍 사이의 가슴 영역에 자리하고 있다. 이 프라나와 관련있는 육체 기관은 허파, 심장, 식도, 기관(氣管)들이다. 이 기관들의 작용을 제어하고 조절하는 것은 육체적인 프라나의 몫이다.

유지시키는 숨 (비아나 Vyana)

온몸에 퍼져 있으며 들이쉬는 숨과 내쉬는 숨이 막 교대하려고 할 때 생명을 유지하게 하는 숨이다. 프라나 연료가 떨어지고 충전소가 없을 때 비아나 비축분이 이용된다. 다른 프라나 가운데 어느 것에든 에너지가 없을 때마다 움직이는 저장 세력이다.

평숨 (사마나 Samana)

배꼽 속에 들어서 소화를 시키는 숨으로 횡격막과 배꼽 사이의 복부 영역에 자리하고 있다. 이 균형 세력은 전체 소화 절차를 제어한다. 사마나와 관련된 육체 기관은 위, 간, 췌장, 비장, 십이지장, 소장이다. 우리가 먹는 모든 음식은 분쇄되며 몸의 건강을 유지하는데 필요한 영양소는 사마나에 의해 분배된다. 영양소를 균등하게 분배하는 프라나이다.

순환되는 숨 (우다나 Udana)

감각 기관과 행위 기관의 작용을 책임진다. 우다나는 다리, 팔, 목의 움직임을 제어하며 머리 영역에 자리하고 있는 뇌와 감각 기관의 활동을 유도한다. 여기에는 시각 기관인 눈, 청각 기관인 귀, 미각 기관인 혀, 후각 기관인 코, 그리고 촉각 기관인 피부가 포함된다. 우다나에 의해 제어되는 행위 기관은 손, 발, 언어 기관의 세 가지이다. 두 가지 배설 기관은 아파나의 제어를 받는다.

> 숨prana이 말했다. 스스로를 다섯 등분하여 내가 이 육신을 받치고 있도다.
> 숨이 자리했던 육신에서 일어나 나가려 하니 모든 숨들이 차례로 따라 일어나고
> 그가 앉으니 다시 모든 숨들이 따라 앉았다.
> 마치 여왕벌이 일어나면 모든 일벌들이 따라 일어나고
> 여왕벌이 앉으면 모두 따라 앉듯.
> 소리, 마음, 시력, 청각 등 모든 감각 기관들이 숨을 쫓아 움직이니라.

> 가장 오래되고 가장 훌륭한 자를 아는 사람은 오래 장수하며 가장 훌륭한 사람이 된다.
> 숨이 가장 오래되고 가장 훌륭한 자이다.

> 한번은 감각들이 "내가 가장 훌륭하다. 내가 가장 오래된 자다." 하며 다투기 시작했다.
> 감각들이 이 문제를 해결하기 위해 창조주에게 갔다.
> 존경하는 아버지. 저희들 중에 누가 가장 훌륭합니까?
> 그들에게 창조주는 이렇게 말했다.
> 너희들 중에 누구든 떠날 때 그로 인해
> 몸이 가장 '곤란하게 되는 자'가 가장 훌륭한 자이다.
> 목소리가 몸을 빠져나가 일 년 동안 밖에서 돌아다니다가 돌아와 물었다.

내가 없는 동안 어떠했소?

다른 감각들이 말했다. 벙어리가 말을 못 하듯 말은 하지 않고 지냈소.

그러나 숨으로 숨을 쉬고, 눈으로 보고, 귀로 듣고, 마음으로 생각하며 지냈소.

그래서 목소리는 다시 들어왔다.

눈이 빠져나가 일 년 동안 밖에서 돌아다니다가 돌아와 물었다.

내가 없는 동안 어떠했소?

장님이 보지 못하듯, 보지 않고 지냈소.

그러나 숨으로 숨을 쉬고, 목소리로 말을 하고, 귀로 듣고, 마음으로 생각하며 지냈소.

그래서 눈도 다시 들어왔다.

귀가 빠져나가 일 년 동안 밖에서 돌아다니다가 돌아와 물었다.

내가 없는 동안 어떠했소?

귀머거리가 듣지 못하듯 말을 하지 않고 지냈소.

그러나 숨으로 숨을 쉬고, 목소리로 말을 하고, 눈으로 보고, 마음으로 생각하고 지냈소. 그래서 귀도 다시 들어왔다.

마음이 빠져나가 일 년 동안 밖에서 돌아다니다가 돌아와 물었다.

내가 없는 동안 어떠했소?

어린아이들이 생각할 줄 모르듯이 생각을 하지 않고 지냈소.

그러나 숨으로 숨을 쉬고, 목소리로 말을 하고, 눈으로 보고, 귀로 들으며 지냈소.

그래서 마음도 다시 들어왔다.

이제 숨이 몸을 빠져나가려고 했다.

훌륭한 말이 채찍을 맞고 묶은 줄을 맨 못을 땅에서 뽑아 버리듯

숨이 다른 감각들을 몸에서 뽑아 버렸다.

그러자 모든 감각들이 숨에게 와서 말했다.

숨이여, 그대가 우리들의 주인입니다.

우리들 중 그대가 가장 훌륭합니다.

그러므로 그 누구도 소리, 눈, 귀, 마음, 어느 한 가지만 감각이라 말하지 않는다.

그러나 숨은 감각이라 한다. 그것은 모든 감각들이 결국 숨이기 때문이다.

그 숨이 말했다. 나의 음식은 무엇인가?

감각들이 말했다. 모든 생물체가 먹는 음식이 그대의 음식입니다.

숨의 음식이 되는 그 모든 것은 '아나ana'의 것이며,

아나는 숨의 또 다른 이름이다.

그 숨은 어떤 근원에서 생겨난 것입니까?

그 숨은 어떤 과정을 통해 몸에 들어옵니다.

그리고 왜 육신을 버리고 떠나는 것입니까?

숨은 항문과 요도 아래로 들이쉬는 숨(아파나)을 임명한다.

그 자신이 입과 코로 나오며, 눈과 귀에도 스스로 내쉬는 숨(프라나)으로 군림한다.

들이쉬는 숨과 내쉬는 중간에는 배꼽에 들어서 소화를 시키는 평숨(사마나)도 존재한다.

무엇이든 먹거나 마신 것을 몸의 각 필요한 부분으로 날라다 주는 것이 평숨의 역할이다.

숨은 좋은 냄새인지 나쁜 냄새인지 모른다.

숨은 죄악에 물들지 않기 때문이다.

숨은 먹고 마시는 것에서 받은 영양분을 후각, 시각, 청각 등 감각 기관들에게 나눠준다. 사람이 죽으면 숨이 더 이상 있지 않으니 감각 기관들도 그 몸을 빠져나간다.

마지막 순간에 숨이 몸에서 빠져나갈 때 입을 벌리는 것은 이 때문이다.

그래서 '숨'은 말 그대로 모든 육신의 부분 중에 핵심이다.

●● **들이쉬는 숨 Apana**

몸 안으로 들어와 몸의 분비물을 아래로 내보내는 숨이다.
아파나는 숨이 목소리에 가깝고 나가는 소리이며,
몸 안에서는 먹은 음식을 소화하고 나머지는 배설시킨다.
들이쉬는 숨이 흡족하면 소리도 흡족하다.
내쉬는 숨이 흡족하면 눈도 흡족하다.

●● **내쉬는 숨 Prana**

횡격막과 목구멍 사이 가슴 영역에 자리하고 있다. 관련된 육체 기관은 폐, 심장, 식도 등이며 이 기관들을 제어하고 조절하는 것이 프라나의 역할이다. 그러므로 생존에 필요한 주요 기관은 프라나로 제어된다.

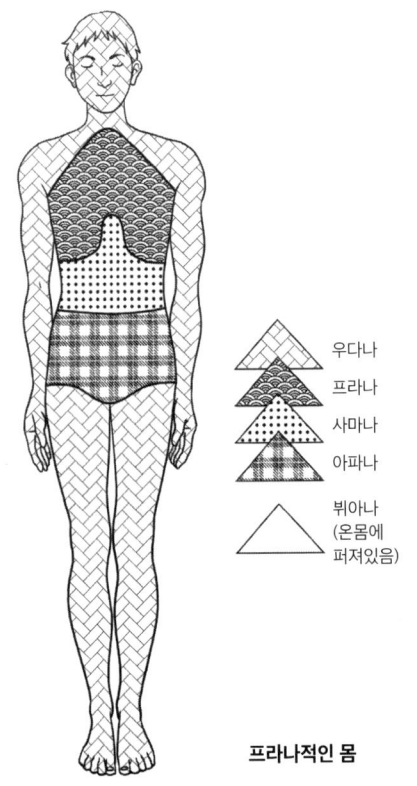

프라나적인 몸

●● **평숨 Samana**

먹고 마신 것을 골고루 나누며
감각 기관 중 마음과 가장 가깝다.
피의 순환과 음식의 순환을 돕는다.
평숨이 흡족하면 마음도 흡족해한다.

●● **우다나 Udana**

숨은 발바닥에서부터 위로 올라가는 숨으로 우다나 숨이 순조로워야 다른 숨도 순조롭다.
가장 가까운 것은 공기이다.
우다나 숨이 흡족하면 피부도 흡족해진다.

●● **비아나 Vyana**

숨을 적당히 저지하고 균형을 이루게 하는 등 여러 가지 일을 한다.
이 숨과 가장 가까운 감각 기관은 귀이다.
이 숨이 흡족하면 귀도 흡족해진다.

숨은 모든 감각의 기반이 되므로 모든 감각들 중 가장 먼저 생겨났기 때문에 '가장 오래된 자'이고 그 역할에 따라 들이쉬는 숨, 내쉬는 숨, 비아나숨, 평숨, 우다나 숨 등 다섯 가지로 불리면서 다른 감각 기관들이 각각의 기능을 다 할 수 있게 하므로 '가장 훌륭한 자'라 하였다.

> 가장 훌륭히 덮는 자는 '소리'이며,
> 가장 훌륭히 자리 잡은 자는 '눈'이고,
> 가장 훌륭하고 귀한 것은 '귀'이며,
> 가장 훌륭한 거처를 아는 것은 '마음'이다.
> 모든 감각들이 마음에 거처하며 활동하기 때문이다.

17. 코샤 Kosha

현대 심리학에서는 마음을 의식, 잠재의식, 무의식, 이렇게 세 가지 차원으로 구분한다. 반면 요가 철학에서는 마음을 인간 인격체의 거친gross 차원, 미묘한 subtle 차원, 원인적인causal 차원으로 나눈다. 이 세 가지 차원은 존재의 가장 거친 차원에서부터 가장 미묘한 차원까지 인간 인격체를 구성하는 다섯 가지 코샤/몸kosha로 세분된다.

안나마야 코샤 Annamaya Kosha : 물질의 몸

인간의 몸은 뼈, 피, 근육, 피부로만 구성되어 있지 않다. 인간 구조 전체는 보이는 차원과 보이지 않는 차원이 있다. 몸의 구조는 육체적인 몸을 넘어서도 존재하며 안나마야 코샤를 통해 물질의 차원에서 상호작용한다. 안나마야 코샤는 우리 경험의 첫 번째 수준으로 피, 뼈, 근육, 피부로 이루어진 육체로 감각 기관을 통해 인식된다. 인간현현의 가장 거친 수준이다.

한 장소에서 다른 곳으로의 몸의 움직임, 허기와 갈증의 느낌, 육체의 욕구, 이 모두가 안나마야 코샤의 경험에 속하는 것이다. 현재의 진화 단계에서 우리는 안나마야 코샤를 넘어서지 않았다. 자신에 대한 자각과 관찰은 육체적 경험에 기반을 두고 있다. 몸의 어느 부위에서든지 아픔을 느낄 경우 내 집중과 자각은 그쪽으로 향한다.

몸이 쾌락 그리고 안녕과 균형 감각을 느끼면 내 마음은 자유롭게 인생에서의 다른 방향과 목표를 추구한다. 우리는 몸과 몸의 매력에 주의를 많이 쏟는다. 자각의 수준을 몸의 경험 너머, 육체적인 차원 너머로 상승시키기 위해 무엇이 필요할지 생각해보아야 한다. 안나마야의 자각은 다른 코샤들, 경험들과 관련지어 볼 때 일상생활에서 우리 의식의 약 75%를 차지한다.

마노마야 코샤 Manomaya Kosha : 정신적인 몸

우리는 일반적으로 우리의 욕구, 연약함, 욕망, 야망, 곧 내가 좋아하는 것, 싫어하는 것, 바라는 것, 바라지 않는 것을 마노마야 코샤를 통해 자각한다. 이렇게 정신적인 에너지가 소산되기 때문에 우리는 마노마야 코샤를 피상적으로만 인지할 수 있다. 그 이유는 마노마야 코샤의 활동을 실제적으로 인식할 수 있는 분석적인 과정이 없기 때문이다. 그래서 요가에서는 '자각'을 강조한다. 바른 마음의 틀 안에서 모든 것을 자각하고, 관찰하고, 이해하며 인생에 대해 폭넓고 긍정적인 견해를 가지는 것이 중요하다.

자신을 관찰하고 자각하는 것을 강조하는 이유는 마노마야 코샤의 경험을 확장해 정신적인 경험을 올바르게 인식하고 안정시키기 위한 것이다. 그때 우리는 욕구, 연약함, 야망, 욕망을 바른 관점에서 이해할 수 있을 것이다. 마노마야 경험은 우리 의식의 약 20%를 차지한다.

프라나야마 코샤 Pranamaya Kosha : 에너지차원

인간 구조의 근간이 되는 에너지 망상조직이며, 에너지의 흐름으로 이루어져 있다. 우리는 어떻게 에너지를 자각하게 되는가? 어떤 능력을 통해 우리는 주위 모든 것에 스며드는, 우리 안에 존재하는 에너지를 자각하게 되는가?

일반적으로는 느낌을 통해서이다. 좋은 성품을 가진 누군가를 만날 경우 우리는 "그 사람은 좋은 에너지를 가지고 있어."라고 말한다. 우리는 그에게서 뭔가를 받고 있지만, 그가 프라나의 형태로 표현하고 있는 그 에너지를 실제로 경험하는 것은 불가능하다.

남아있는 5%의 의식적인 자각 중에서 불과 약 2%만이 프라나야마 코샤를 자각하고 있는데, 왜냐하면 에너지의 자각조차도 마음의 경험과 연결되어 있으며 마음을 통해서는 심층적인 에너지를 경험하는 것이 불가능하기 때문이다.

에너지는 마음과는 다른 물질로 이루어져 있다. 마음은 자각, 마음은 의식이다. 마음의 구조는 프라나의 구조와 다르다. 몸 안에 있는 에너지의 외부적 현현은 열의 형태로 경험할 수 있다. 프라나, 그 바이오에너지의 내부적인 현현은 뇌의 서로 다른 중추들을 함께 연결하고 있는 전기적 충격의 형태로 경험할 수 있다. 에너지의 심령적인 현현은 서로 다른 나디들에 흐르고 있는 흐름, 움직임의 형태로 경험된다.

프라나야마 코샤에 대한 지식과 각성으로 때때로, 몸의 한 부분은 차가운데 다른 부분은 뜨거워지기도 한다. 때로는 외부 환경과는 아무 관계없이 몸 안에서 발생하는 진동이 있을 수도 있다. 많은 요가 수행(프라나야마, 프라나 비디아 또는 다른 테크닉 등)의 목적은 프라나야마 코샤에서 프라나를 자각하기 전에 안나마야 코샤와 마노마야 코샤에서 프라나와 그 작용에 대한 미묘한 자각을 차츰 계발하기 위한 것이다.

비즈나나마야 코샤 Vijnanamaya Kosha : 보다 높은 정신적인 몸

비즈나나는 '마음의 직관적 능력'으로 설명할 수 있다. 비즈나나마야는 외부 뿐 아니라 내면을 자각하고 있는 마음의 차원을 일컫는다. 비즈나나마야 코샤는 자아에 대한 자연스럽고 직관적인 자각이며 우리 의식의 약 2%에서 현현된다.

여기에서조차도 비즈나나마야의 입력물은 마노마야 코샤를 통해 걸러져 인지되기 때문에 우리는 종종 우리가 받은 직관이 참인지 거짓인지 의심하기도 한다. 우리는 우리가 받은 가르침이 신에게서 오는 것인지 악마에게서 오는 것인지, 그리고 그것에 대해 무엇을 해야 하는지 의아해한다.

우리는 마음이 우리에게 말하는 대로 해야 하는가, 아니면 그것에 대해 두 번 생각하고 무엇이 일어나는지 보아야 하는가? 우리는 앞으로 가야 하는가, 아니면 자제해야 하는가? 이 직관의 섬광은 아주 드물다.

우리는 비즈나나마야 코샤를 깊은 명상 상태에서 경험한다. 그 상태에서는 마음의 이성적인 경계와 지성적 개념을 초월하여 내면에서 생겨나는 강렬한 자아에 대한 각성만이 존재한다. 이 직관은 우리 인격의 나머지 반인 의식, 지혜, 이해, 지식의 드러나지 않은 차원을 나타내기 때문에 각성되어야 한다. 명상의 궁극적인 목적은 마음의 드러나지 않은 차원, 미묘한 차원으로 들어가는 것이다.

아난다마야 코샤 Anandamaya Kosha : 지복의 경험

아난다마야 코샤는 지복의 경험이다. 이 경험은 명상에서 경험하는 것과 같지 않다. 그 경험은 형용할 수가 없는데, 개인적인 마음이 우주적인 마음과 융합되었기 때문이다. 그 느낌은 아주 강렬하고 강렬해서 온몸, 온 존재가 그 경험에 의해 변화된다. 온몸은 변형을 겪는다. 몸의 모든 세포 조각이 활력, 기쁨, 쾌락, 행복으로 충만하게 되며 그것을 육체적으로도 경험할 수 있다. 아난다마야를 경험한 사람의 몸을 어쩌다 만지게 되면 우리는 에너지의 흐름을 느낄 수 있고 의식은 변화될 것이다.

이런 에너지를 가진 사람은 성인이나 영적으로 진보한 사람이다. 완전히 우울증에 빠져 있던 사람도 이런 사람과 단 1분이라도 함께 하면 그의 모든 고통은 사라지고 미소 지으며 세상을 새로운 시각으로 볼 것이다.

이것이 싯다의 상태다. 싯다는 '완전한 존재' 혹은 성인이라 부른다. 완전해진 존재는 다시 불완전해질 수 없는데, 왜냐하면 변화는 비즈나나마야 코샤, 프라나마야 코샤, 마노마야 코샤, 안나마야 코샤와 같은 다른 모든 경험의 차원에서 일어났기 때문이다.

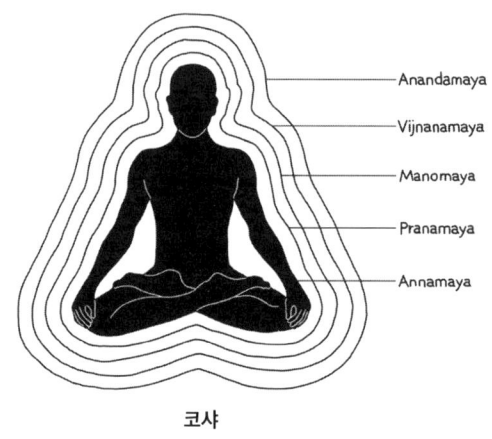

코샤

몸에 대해 생각해 본 적이 있는가?

이 어둡고 깊이를 알 수 없는 동굴/몸에는 가장 순수한 맑은 빛을 가진 보석이 많이 있다.

오랜 시간 동안 우리는 이 집안을 주의 깊게 쳐다보지 않았으니,

집안에 모든 것이 있으며, 그 무엇도 밖에는 없네.

밖에서 구하는 사람은 미혹 속에 있으리라.

조용히 앉아 아홉 대문을 닫고, 그대 마음을 헤매지 않게 하라.

그대를 영원한 집으로 이끌어주는 열 번째 문으로 들어가라.

18. 나디 Nadi

나디는 에너지 통로이다. 그중 세 개의 주요 나디는 척추 왼쪽에서 시작한 이다 ida, 척추 오른쪽에서 시작한 핑갈라pingala, 척추 중앙 통로로 흐르는 수슘나 susumna이다.

나디라는 말은 속이 빈 줄기, 소리, 진동, 공명의 뜻이 있는 nad가 어원이다. 나디는 공기, 물, 피, 영양분과 다른 물질을 몸 전체로 운반하는 튜브, 도관 혹은 통로이다.

이 통로들을 우리의 동맥, 정맥, 모세혈관, 모세기관지 등이라 할 수 있다. 무게나 길이, 넓이를 잴 수 없는 미묘하고 영적인 몸에서 나디는 감각, 의식, 정신 기운의 우주, 생명, 생식 에너지의 통로이다. 이것들은 기능에 따라 다른 이름으로 불린다. 나디카스nadikas는 작은 나디이고 나디 차크라nadi chakras는 세 가지 신체-총체적 신체, 미묘한 신체, 근원적 신체의 신경절 또는 신경총이다.

「Varahopanisad」(V, 54, 5)에는, 나디가 발바닥에서 정수리까지 관통한다고 적혀있다. 여기에 생명에 숨인 프라나가 있고 거기에 생명계와 비 생명계의 창조주인 샥티sakti가 아트마에 머문다. 모든 나디는 두 개의 센터, 배꼽 조금 아래의 칸다스타나kandasthana와 심장 중 하나에서 시작된다.

배꼽 밑에서 시작하는 나디

항문과 생식기에서 위쪽으로 손가락 12개 정도 그리고 배꼽 조금 아래에 칸다kanda라고 하는 계란 모양을 한 공 같은 것이 있다. 여기에서 72,000개의 나디가 몸 전체로 퍼져 나가고 각 나디는 다시 72,000개로 갈라진다. 그것들은 모든 방향으로 움직이며 수도 없이 많은 출구를 통해 다양한 기능을 한다.

「Siva Samhita」에서는 350,000개의 나디에 대해 언급하고 있는데 그중 14개가 중요하다고 한다. 이 중 가장 주요한 세 가지는 수슘나, 이다, 핑갈라이다.

척추의 중심을 통과하는 수슘나는 그 뿌리에서 갈라지고 불agni의 자리이자 수천 개의 꽃잎이 달린 연(蓮)에 있는 정수리에서 끝난다. 「Varahopanisad」(V, 29, 30)에서는 그것을 번쩍이고 불타는 것, 그리고 소리의 화신으로 묘사한다.

그것은 또한 우주의 지지자, 브라만디brahmanadi와 브라마brahma의 통로라고 한다. 그것은 빛, 깨달음이다. 프라나가 그곳에 들어와서 시간이 멈출 때 수행자sadhaka를 기쁘게 한다.

심장에서 시작되는 나디

「Katopanisad」(VI 16, 17)와 「Prasnopanisad」(III, 6)에 따르면, 아트마는 엄지손가락만한 크기로 심장에 있고 여기에서 101개의 나디가 퍼져나간다고 한다. 「Chandogyopanisad」(III,12,4)에는 인간의 외피가 물리적 육체인 것처럼, 인간의 내면적 핵심은 심장이고 거기에 아트마가 있다고 한다. 이것은 안타라트마antaratma(영혼, 마음 또는 정신), 안타카라나antahkarana(의식의 원천, 생각, 느낌), 치다트마chidatma(사유와 의식의 능력)이라고도 한다.

여기서 말하는 심장은 물리적인 것과 영적인 것 둘 다를 의미한다. 모든 생명의 숨 또는 기vayus는 심장에서 만들어지며 거기에서 벗어나지 않는다. 여기에서 프라나는 행동을 자극하고 지성prajna을 활성화시킨다. 지성은 사고와 상상력 그리고 의지의 원천이 된다. 마음이 통제되고 이 지성과 심장이 통합되면 자아가 드러난다.

이들 101개의 나디에서 각각 100개의 미세한 나디가 퍼져 나오고 이 미세한 나디는 72,000개로 갈라진다. 5가지 기vsyus(즉, prana, apana, udana, vyana, samana)가 이들 나디들간에 조화가 있으면 몸은 마치 지상낙원처럼 행복한 상태가 되지만, 부조화가 있으면 질병의 전쟁터가 되어 버린다.

101개의 나디중에서 chitra만이 susumna의 뿌리에서 두 부분으로 나뉜다. chitra의 한 부분은 내부로 이동하여 사하스라라sahasrara 차크라 위의 정수리에 있는 브라마의 통로쪽으로 상승하며 뻗어나간다. 이것이 최상의 영혼parabrahman으로 가는 문이다. chitra의 다른 부분은 정액을 방출하는 생식 기관 쪽으로 하향 이동한다. 요기와 현인들은 죽을 때 의식적으로 brahmarandhra를 통해 몸을 떠난다고 한다. 그 통로가 정신적인 또는 근원적 몸karana sarira안에 있기 때문에 보거나 측정할 수 없다. 차크라를 통해 chitra를 거쳐 프라나가 위로 올라가며 정액에 잠재된 창조적 에너지인 광채를 동반한다. chitra는 brahma 나디 또는 para(최고) 나디로 변형된다. 그러면 수행자sadhaka는 그의 성욕을 승화시키고 모든 욕망에서 자유로와진 사람이 된다.

나디와 순환

「Siva Samhita」(V 52-55)에는 음식이 소화 될 때, 나디는 가장 좋은 요소를 미세 신체suksma sarira에 공급하고, 평범한 요소는 총체적 몸sthula sarira에, 좋지 않은 부분은 대변, 소변, 땀의 형태로 배출시킨다고 설명해 놓고 있다.

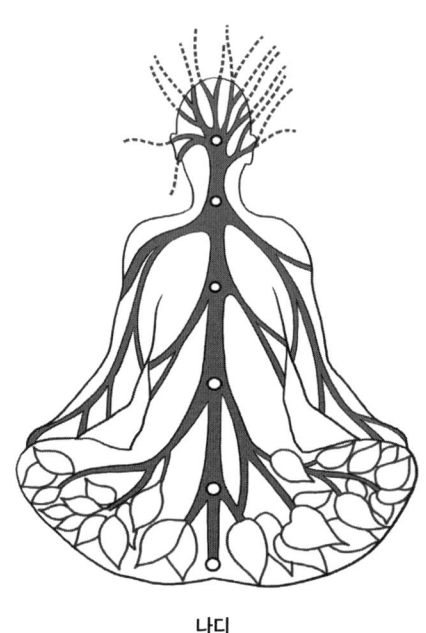

나디

소화된 음식은 유미로 바뀌어 아유르베다 경전에서 말하는 나디와 동의어인 srotas라고 하는 관을 통해 전달된다. 그 기능은 다양하여, 생명에너지 혹은 호흡에너지인 프라나, 물, 혈액 및 다른 물질을 다양한 조직, 골수, 인대에 전달해주는 것은 물론 정액, 소변, 대변, 땀으로 배출된다.

호흡에서 nadis, dhamanis, siras는 이중의 기능을 수행하는데 들어오는 공기에서 생명에너지를 흡수하고, 그 결과로 생긴 독소를 배출한다. 들숨은 호흡기관을 통해 폐로, 세기관지dhamanis로, 폐포siras로 전달된다. 혈액은 산소에서 에너지를 흡수하여 나디의 프라나의 도움으로 세기관지로 스며든다. 이 여과 작용으로 정액이 생기 넘치는 생식에너지ojas로 변형되며 이를 폐포로 배출하여 신체와 뇌를 재활성화 시킨다. 그 다음에 siras는 다 쓴 에너지를 배출하고 이산화탄소와 같은 독소를 세기관지에 모아서 호흡기관을 통해 내쉰다.

「Varahopanisad」(V 30)에서는 인간의 몸을 중요한 요소ratana purita-dhatu로 가득 찬 '보석'이라 부른다. 프라나야마에서는 혈액이라고 불리는 중요한 요소 dhatu가 다양한 에너지를 흡수하여 보석처럼 풍요로워지고 정제된다. nadis, dhamanis, siras는 또한 냄새, 풍미(음식의 본질), 형태, 소리, 지식jnana을 전달한다. 요가는 수행자가 자신의 몸과 마음과 영혼을 알 수 있도록 이러한 모든 채널을 순수하게 유지하고 질병에서 벗어나게 하고 지성을 예리하게 함으로써 모든 것이 적절히 기능하도록 한다.(「Varahopanisad」, V 46-9)

일부 nadis, dhamanis, siras는 호흡기와 순환계의 동맥, 정맥, 모세혈관에 해당한다고 할 수 있다. 이들은 또 물리적, 생리적 몸의 신경, 림프, 선, 소화, 생식-배설 기관의 통로이기도 하다. 다른 나디들은 정신적 몸에 생명에너지/프라나를 전달하고, 지적 에너지vijnana는 지성적 몸에, 영적 에너지는 근원적 혹은 정신적인 몸soul에 전달한다. 각 나디의 종결점은 모낭, 세포 또는 모발이다. 그들은 다양한 에너지의 입구와 출구로써의 기능을 한다. 전체적으로 59억 개가 총체적, 미세한, 근원적 몸에 흐른다. 인간의 몸이 나디로 가득 차 있다고 말하는 것은 놀랄만한 것이 아닌 것이다.

19. 차크라 Chakra

차크라chakra는 산스크리트어cakra에서 왔으며 바퀴 혹은 원반을 의미한다. 요가 전통에 따르면 차크라는 미묘한 몸suksma sarira, 안에 있는 에너지 센터로 각각의 차크라는 특별한 생리학적, 정서적, 정신적 기능과 역할을 담당한다. 척추를 따라 일직선으로 뻗어 있는 수슘나 나디와 좌우로 음의 에너지가 흐르는 이다 나디, 양의 에너지가 흐르는 핑갈라 나디가 번갈아 반복 교차하고 있는데 그 교차점이 차크라이며 대표적으로 7개가 있다.

차크라의 위치와 기능

- 첫 번째 차크라(물라다라muladhara)는 골반의 아랫부분의 중심에 있고 등 쪽 척추의 끝과 앞쪽의 음부 사이에 있다. 이 차크라의 기능은 성적(性的)인 것, 기반(基盤)적인 것, 신체적인 균형, 그리고 생존을 포함한다.
- 두 번째 차크라(스와디스타나svadhisthana)는 배꼽 바로 밑에 있다. 기능은 관능(官能), 감정과 만족을 느낄 수 있는 능력이다.

- 세 번째 차크라(마니푸라manipura)는 태양총(the solar plexus:명치, 배꼽 위와 흉골 아래)에 있다. 이 차크라는 감정을 표현하기 위한 그리고 자기 자신이 되는 성실성을 갖기 위한 생명력, 힘, 능력을 준다.
- 네 번째 차크라(아나하타anahata)는 흉골 부분의 가슴 중앙에 놓여 있다. 기능은 무조건적인 사랑과 평화이다. 자신과 남을 무조건적으로 사랑하는 능력을 준다.
- 다섯 번째 차크라(비슈디vishuddha)는 목 부위에 있다. 기능은 창조성, 수용성, 통신하는 능력을 갖는다.
- 여섯 번째 차크라(아즈나ajna), 제3의 눈은 양 눈썹 사이의 안쪽 부분인 머리의 중앙에 있다. 이 차크라는 내면의 비전, 직관, 그리고 자신을 아는 능력을 준다.
- 일곱 번째 차크라(사하스라라sahasrara)는 머리 꼭대기 바로 안쪽에 있고 머리 위로 연장된다. 이곳은 우주 의식으로의 통로이다.

차크라의 위치는 난순한 안내선이다. 당신은 직접 자신의 몸에서 각 차크라의 정확한 위치를 발견할 수 있다. 또한 차크라들은 앞에서 뒤로 몸의 중앙을 향하여 자리하려는 경향이 있으며 그리고 척추와 연결된다. 다른 말로 그것들은 3차원적이다.

차크라의 색깔과 암송

7. 일곱 번째 차크라 : 사하스라라 Sahasrara
백회인 사하스라라 차크라인 이곳은 다섯 세계 즉, 영계의 세계다.

6. 여섯 번째 차크라 : 아즈나 Ajna

미간에 위치한 2개의 연꽃잎의 모양이 제3의 눈이다. 이곳은 각성 상태에 있을 때 영혼과 마음의 본부이다. 이 지점에서 우리의 영혼이 내려와서 우리 몸 전체, 즉 모든 세포와 머리카락을 통해 퍼진다. 이곳은 모든 나디의 뿌리이다.

5. 다섯 번째 차크라 : 비슈디 Vishuddha
목에 위치한다. 16개의 잎의 연꽃이 있으며 짙은 푸른색이며 에테르이고 암송은 shiriyang.

4. 네 번째 차크라 : 아나하타 Anahata
가슴에 있으며 12개의 꽃잎을 가지고 있다. 호흡에서 생명 에너지인 프라나의 저장고이다. 공기가 지배적이고 푸른색이다. 암송은 sohung.

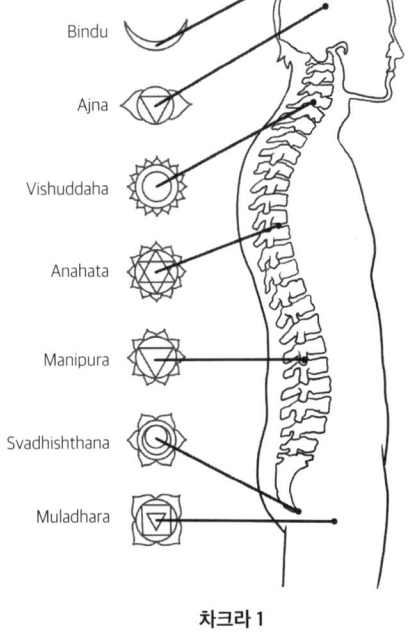

차크라 1

3. 세 번째 차크라 : 마니푸라 Manipura
배꼽의 신경절에 있다. 연꽃 여덟 잎을 가지고 있고, 색깔은 엷은 붉은색이다. 몸을 기르고 몸이 유지되도록 돌본다. 암송은 hiryang.

2. 두 번째 차크라 : 스와디스타나 Svadhisthana
생식기 센터이다. 쾌락의 센터로써 여섯 잎의 연꽃 모양이며 여신이 자리하고 있으며 세상의 탄생은 이들의 기능이다. 색깔은 흰빛을 띤 검은색이며, 주요 요소는 물이다. 암송은 omkar.

1. 첫 번째 차크라 : 물라다라 Muladhara

직장, 회음부 근저에 4개의 연꽃잎의 모양을 가지고, 색깔은 붉다. 우리가 죽을 때, 우리의 의식이 몸에서 회수되기 시작할 때, 처음으로 영향을 받는 센터이다. 헤아릴 수 없는 초능력과 기적적인 힘을 이곳에서 얻는다. 땅, 흙이다. 암송은 kilyang.

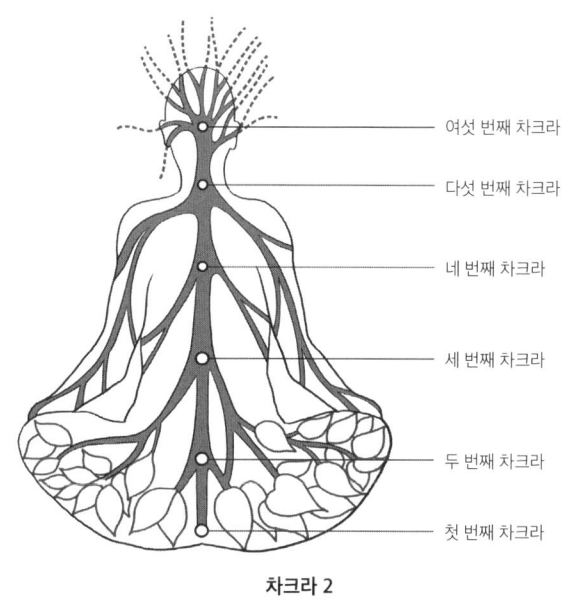

차크라 2

여섯 번째 아즈나 차크라는 두 눈 사이인 미간에 자리한 여섯 번째 중추이다. 깨어 있는 상태 동안 우리의 마음과 영혼의 본부이다. 이 지점에서부터 우리의 영혼의 흐름이 아래로, 밖으로 그리고 온몸으로, 모든 세포와 머리카락에 퍼진다.

다섯 번째 비슈디 차크라는 목구멍에 자리하고 있다. 이 중추에서는 스스로의 힘을 가지며 아카식/에테르의 자리이다.

네 번째 중추 아나하타 차크라는 심장 중추에 자리한다. 그것은 호흡에서의 생명 에너지인 '프라나'의 창고이다.

세 번째 마니푸라 차크라이며 배꼽 중추에 자리한다. 그들은 양육자로서 육체를 유지하고 돌본다.

두 번째 차크라는 스와디스타나 차크라는 생식 중추이다. 그 역할은 마치 도공이 도기를 만들어 내는 것과 같이 물질 세상을 위한 육체를 만들어 낸다.
첫 번째 차크라는 물라다라라고 하며 직장에 있다. 죽음 시간에 우리의 영의 흐름이 몸에서 물러나기 시작할 때 이곳이 그 영향을 받는 첫 번째 중추이다.

인간은 이 모든 일곱 차크라를 - 신성을 위한 일곱 단계 - 통하여 나아가야 한다.
일곱 번째는 신을 아는 것,
여섯 번째는 자신을 아는 것,
다섯 번째는 창조적인 것,
그리고 네 번째는 사랑이며 이 단계부터 내면의 여정으로 가는 것이다.
네 번째부터는 영적 길을 이룰 수 있는 가능성이 있다.
그래서 영적 진화를 위하여 스승이 필요한 지점이기도 하다.
네 번째 이후에는 길을 잃지 않는다.
그대가 가야 할 길도 알고 빠질 수 있는 함정도 알고
안주하며 주저앉을 수 있는 아름다운 곳들도 안다.
우리가 가진 잠재력의 마지막 단계까지
우리를 계속 밀어줄 수 있는 자비가 충만한 누군가가 우리에게는 필요하다.

> 수없이 지나친 길거리에서조차도
> 안내자가 없으면
> 그대는 종종 길을 놓치네.
> 전혀 가보지 않은 길을 조심하라.
> 결코 혼자서 거기에 가지 말고
> 언제나 안내자를 데려가라.

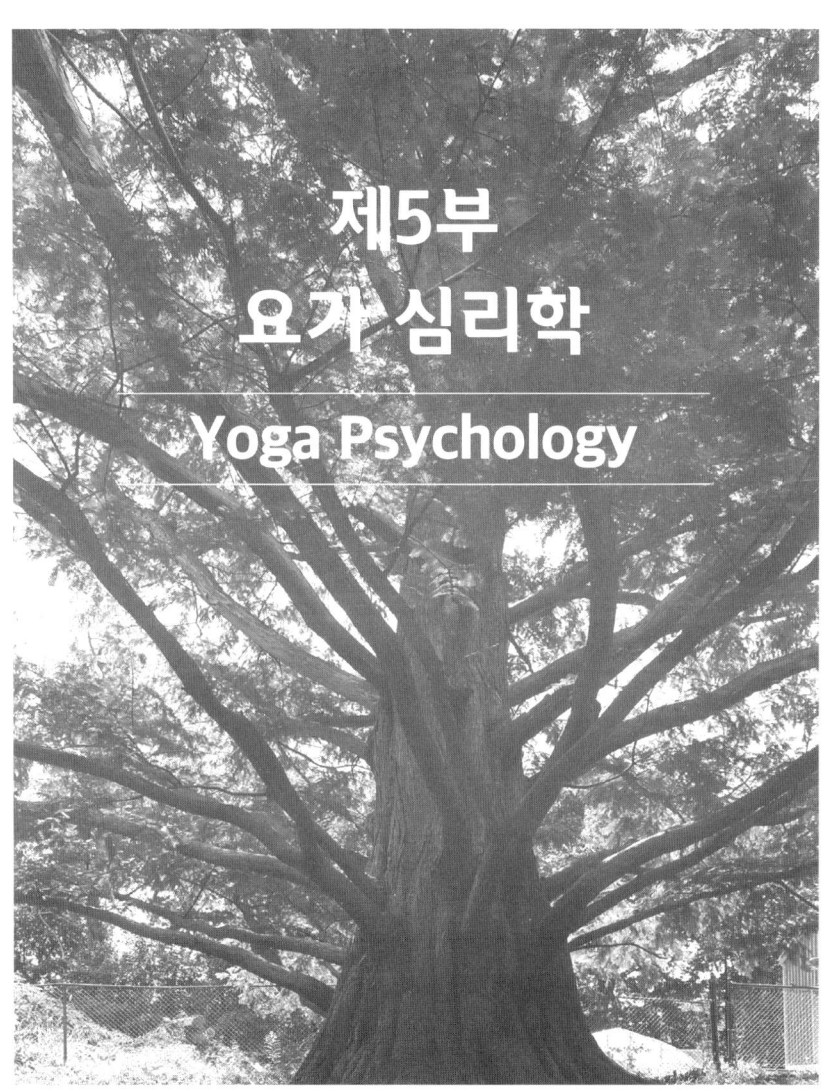

제5부
요가 심리학
Yoga Psychology

20. 프라타하라/감각회수 Pratyahara

자각 계발하기

자각은 실제로 인생에서의 모든 경험과 관련되어 있다. 자각에 대한 요가의 견해는 무엇인가? 요가를 통해 자각을 어떻게 확대할 수 있는가? 자각은 의식과 다르다. 요가 원리에 따르면 체타나chaitanya라고 하는, 하나의 계속적인 존재·인식·지식의 상태가 있다. 체타나는 '의식consciousness'으로 알려져 있다. 이 의식은 절대 변하지 않는다. 그것은 변화가 없는 것이다.

이 의식의 전체적인 장은 세 가지 상태의 경험으로 나누어진다. 첫 번째 상태는 자그리티(깨어있음), 두 번째는 스와프나(꿈), 그리고 세 번째는 니드라(깊은 수면)이다. 현대 심리학에서 의식의 이 세 영역은 의식, 무의식, 잠재의식이라고 한다. 의식적인 상태는 거친 경험, 잠재 의식적인 상태는 미묘한 경험 그리고 무의식적인 상태는 원인적인 경험과 관계있다.

자각은, 종종 '지능'으로 번역되기도 하며 붓디가 작용하기 시작할 때만 일어난다. 자각은 붓디의 속성 또는 표현이다. 일반적으로 지능은 정보를 인식·수용·분석·비교·저장해서 나중에 표면으로 가져오지만 붓디는 우리의 개념들이나 옳고 그른 외부적 개념들에 구속되지 않는다. 바로 지금 무엇을 자각하고 있는지 주의 깊게 생각해본다. 깨어있는 상태 전체를 자각하고 있는지, 아니면 그 일부만을 자각하고 있는지? 몸은 여기에 있다. 마음과 감각은 몸 안에서 활동하고 있다. 몸과 마음의 기능, 인식, 표현은 현재 활동 중이다. 그러나 우리는 몸과 마음의 각각의 모든 경험과 활동을 자각하고 있는가? 그렇지 않다!

보통 우리는 한번에 오직 하나의 지점만을 자각하고 있다. 예컨대, 책을 읽고 있으면 우리는 우리가 읽고 있는 것을 자각하고 있지만, 육체가 하고 있는 경험이 붓디의 인식 안에 어떤 형태의 불균형이나 동요 또는 변화를 일으키기 전에는 육체와 그 경험을 자각하지 못한다. 또 다른 예는 열이다. 우리는 열이 뜨겁다는 것을 알고 있지만, 이는 지적인 개념이다. 땀을 흘리고 있다는 것, 옷이 젖었으며 식혀야 한다는 것을 갑자기 깨닫고 나서야 우리는 열을 자각하게 된다. 자각이 전환되었기 때문에 우리는 불편해진다.

이런 식으로 자각은 하나의 지역에서 또 다른 지역으로, 하나의 집중점에서 또 다른 집중점으로, 하나의 경험 상태에서 또 다른 경험 상태로 계속 전환된다. 자각을 확대한다는 것은 수용성과 붓디의 분석적 구조를 팽창시킨다는 것을 뜻한다. 붓디buddhi는 지능으로 번역되지만, 그것은 우리가 보통 이해하고 있는 지능이 아니라 넓은 의미에서의 지능이다. 사실 붓디는 '자각하다', '알다', '경험을 가지다'를 뜻하는 '보드bhod'라는 어근에서 파생되었다. 그러므로 붓디는 인지된 경험을 뜻하며 지능을 통해서 일어나는 것은 바로 이 인지의 면이다.

지능은 붓디를 광범위하게 묘사한 것이다. 붓디는 자각의 능력이다. 자각의 지적인 면은 현재 상황을 분석해서 그것을 과거의 기억과 비교하여 경험이 수용 가능한지 그렇지 않은지, 옳은지 그른지를 결정한다. 그래서 지능은 마음의 분석적, 비교적인 면으로 이해될 수 있다. 그 자각은 피상적이지 않다.

아사나를 수행하는 동안 몸에 대한 자각이 얼마나 깊은가? 그 시간에도 자각은 외부적이다. 몸은 우리가 등 근육의 신축, 관절의 움직임, 인대의 수축을 느낄 수 있게 움직일 수 있지만, 그것은 완전한 자각이 아니다. 그것은 육체적인 조건의 부분적인 인지일 뿐이다. 그것은 제한된 자각이다. 수업 시간에 우리는 종종, 자신을 몸 안에 두라는 말, 마치 처음 경험하듯이 모든 근육과 신경의 뻗침, 모든 관절의 구부러짐을 느끼라는 말, 안에서 오는 모든 것을 느끼라는 말을 듣는다. 우리 자신을 아주 작게 만들어 몸 안으로 들어가 모든 것이 어떻게 작용하는지 보라고 요구받는 것이다. 심지어 육체적인 자각의 계발이라는 단순한 개념조차도 수행하려면 몹시 어렵다. 모든 순간에 대한 충분한 자각은 움직임의 전체 경험과 하나가 되는 것이다.

우리는 언제나 자각을 계발하기 위해 노력해야 한다. 모든 것을 자각하는 것이 단순하다고 절대 생각하지 않아야 한다. 우리의 자각에 대해, 그리고 그것이 얼마나 넓은지 생각해 보아야한다. 요가 수행의 목표는 충분히 자각하는 것이다.

프라타하라 Pratyahara

프라타하라는 일반적으로 '감각 회수'로 번역된다. 이 단계에서 우리는 외부의 감각적인 것에서 우리의 마음을 내면화하기 때문이다. 지각의 정상적인 상태에서는 감각 기관이 먼저 활성화되고 다음으로 마음이 따라온다. 이것이 감정 상태가 정상일 때 일어나는 일이다. 만일 우리가 감각이 이끌리는 어떤 풍경을 보게 되면 마음이 뒤따라 좋고 아름다운 것으로 인지하게 된다.

이것을 자세히 분석해보면 어떤 경험을 하든지 처음으로 감각 상의 인식이 먼저 오게 되고 이어서 마음의 인식이 뒤따른다는 것을 알 수 있을 것이다. 이 인식이 매우 흡사하여 구분하기가 무척 어렵지만 세심히 관찰하면 감각들이 먼저 오고 마음이 뒤따라온다는 것을 알 수 있다.

마음이 감각과 깊이 연관되어 있으면 정신적 기능(이것은 감각 경험과 아무런 관계가 없다)을 경험하거나 인지할 수 없다. 따라서 요가에서는 정신적 차원으로 깊이 들어가기 위해서는 정신적 인식이 감각에서 분리되어야 함을 강조한다.

프라타하라의 첫 번째 단계는 일단 감각에서 마음을 회수하는 것이다. 감각으로부터 마음을 분리하고 내면화할 수 있다면 감각은 마음을 따를 것이다. 이것이 프라타하라의 비밀 열쇠이다. 이 훈련으로 외부로 빠져나가는 아홉 대문을 닫고 명상을 위해 앉을 수 있다.

미간에 의식을 모으는 집중 능력으로 명상이 준비되는 단계이다. 이 단계에서부터 비로소 영적 수행이 시작된다.

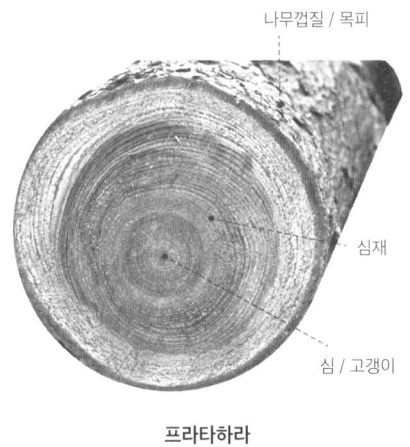

프라타하라

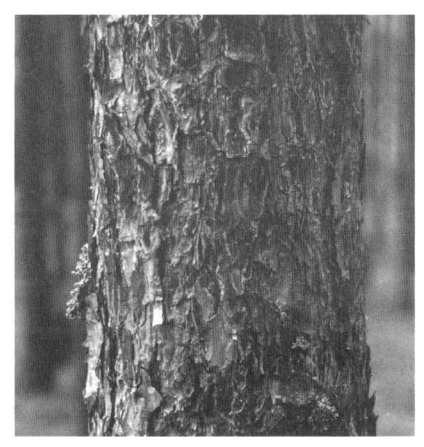

프라타하라를 위한 수행들

깊은 이완을 유도하는 테크닉인 요가 니드라는 프라타하라의 수행법 중 하나이다. 요가 니드라에는 많은 단계가 있지만, 요가 니드라가 프라타하라 그룹, 다라나 그룹, 디야나 그룹에 속하기 때문에 가르칠 수 있는 것은 많지 않다. 요가 니드라에는 분명한 구획들이 있다.

프라타하라 그룹의 요가 니드라에는 몸의 자각, 몸의 갖가지 부분을 통한 마음의 순환, 호흡 자각, 그리고 무거움/가벼움, 열/냉, 쾌락/고통과 같은 서로 다른 육체적, 심리적 감각의 각성이 포함된다. 이런 감각과 느낌은 마음속에 축적, 저장되는 서로 다른 경험들이며 요가 니드라 수행으로 이런 인상들이 드러나서 활동한다.

요가 수트라에서는 그러한 인상들을 프라티아야pratyaya라고 한다. 한 지점을 꾸준히 응시하는 수행인 트라타카가 다음 테크닉이다. 트라타카는 프라타하라와 다라나 두 그룹에 속한다. 프라타하라 트라타카는 촛불, 상징, 얀트라, 만달라 등과 같은 외부적인 한 지점을 응시하는 것 또는 하타 요가 프라디피카나 게란드 삼히타 또는 다른 요가 문헌과 같은 전통적인 교재에 서술된 여러 형태의 트라타카를 말한다. 또 다른 형태의 트라타카는 안타르(내적인) 트라타카이다.

프라타하라의 다음 수행인 안타르 모우나는 '내적인 침묵'으로 번역된다. 이 테크닉은 생각의 자각, 곧 생각의 관찰, 생각의 중지, 생각을 마음으로 가져오는 것, 외부적인 생각을 따르는 것, 그리고 그 근원으로 가는 것 등과 관계된다. 관념의 영역에 나타나는바 생각의 형태를 자각하는 것이 프라타하라에서의 안타르 모우나의 목적이다.

> 아홉 문을 닫고
> 그대 마음을 헤매지 않게 하여
> 그대를 영원한 집으로 이끌어주는
> 열 번째 문으로 들어가라.
> 거기 감미로운 멜로디가 밤낮 울려 퍼지네.

21. 프라타하라 수행법

21.1 요가 니드라 Yoga Nidra

현대의학에서는 많은 문제점을 해결하기 위해 다방면으로 노력해 왔지만, 사람들에게 필요한 건강 문제는 해결하지 못했다. 그 이유는, 모든 문제가 육체에 있는 것이 아니기 때문이다. 사람들의 끊임없이 변하는 생각들, 생각하고 느끼는 방식에 기인하기 때문이다. 에너지는 소실되고 생각은 분산되는데 어떻게 몸과 마음의 조화를 경험할 수 있겠는가?

오늘날 국제적 문제는 기아, 가난, 약물이나 전쟁에 대한 두려움이 아니다. 문제는, 긴장, 극심한 긴장, 절대적 긴장이다. 만약 당신이 긴장에서 자유로워지는 법을 안다면 삶에서 일어나는 문제들을 해결하는 방법도 알 것이다. 긴장감을 없앨 수 있다면 자신의 감정, 분노, 열정도 조절할 수 있다. 또한, 심장병, 고혈압, 백혈병 그리고 협심증도 조절할 수 있다.

세 가지 차원의 긴장

생각을 너무 많이 하든, 안 하든 당신은 긴장을 쌓고 있다. 육체적으로 일을 하든, 안 하든 당신은 긴장을 쌓고 있다. 잠을 많이 자든, 적게 자든 당신은 긴장을 쌓고 있다. 식이요법이나 채식을 하든, 안 하든 당신은 긴장을 쌓고 있다.

긴장감은 존재의 여러 층 즉, 근육층, 감정, 마음 층에 축적되어 있다. 마음이 긴장하면 위장도 긴장하고 순환계도 긴장하는 현상의 악순환이다. 요가에서는 긴장의 이완이 주된 관심사 중의 하나이다. 먼저 몸과 마음을 이완하고 조화시키는 방법을 배워야 한다. 현대 심리학뿐만 아니라 요가 철학에서도 삶의 모든 고통의 원인이 긴장의 기본 세 가지 유형에 있다고 기술하고 있다. 요가 니드라를 체계적으로 수행함으로써 긴장감은 점차적으로 사라질 것이다.

●● 근육의 긴장

신경계와 내분비계의 불균형 같은 몸 자체와 관련된 긴장이다. 이런 긴장감들은 요가 니드라를 하는 동안 얻어지는 깊은 육체적 이완으로 쉽게 제거된다.

●● 감정적 긴장

사랑/증오, 성공/실패, 행복/불행 등 다양한 감정상의 이중성에 기인하는 감정적 긴장은 제어하기가 더 어렵다. 우리가 감정을 자유롭고 솔직하게 표현할 수 없어서 생긴다. 그런 감정은 인정하기를 거부하기 때문에 억눌리고 더욱 뿌리 깊다. 일반적인 잠이나 이완으로는 이런 감정을 해소할 수 없다. 요가 니드라는 마음의 전체적인 감정적 구조가 고요해지도록 돕는다.

●● 정신적 긴장

환상, 혼돈, 동요의 소용돌이이다. 정신적 활동의 결과이다. 일생 동안 의식에 의해 기록된 경험들은 정신적인 몸에 축적된다. 가끔 이것들이 폭발하여 신체, 마음, 행위와 반응에 영향을 미친다. 사람들의 비정상적인 행위 뒤에는 정신적인 차원에서 축적된 긴장감이 있다. 우리는 내부의 긴장감을 먼저 인식해야 한다.

요가 니드라는 훨씬 능률적이고 효과적인 심리적이고 생리학적인 형태의 휴식이며 습관적인 수면보다 활력적이다. "만약 당신에게 결점이 있다면 그것을 받아들여야 한다. 증오로 그것을 제어할 수 없다. 요가 니드라는 집중이 아니라 이완이다. 안내자의 지시를 따라 간다면 당신의 인격의 문을 여는 것이 가능하다. 중요한 것은 안내자의 목소리를 듣고 있어야 한다. 나쁜 습관이 있다면 요가 니드라를 안내하라. 그리고 긍정적인 암시를 주라. 요가 니드라 상태에서의 마음은 절대적으로 순종적이다."

마음의 인상

마음에는 독특한 수준들이 있다. 어떤 것은 아주 단단한 토양이고 어떤 것은 아주 부드러운 토양이다. 의식적인 마음은 작동 중인 지능과 논리가 있어 단단한 토양과 같다. 지능은 사물을 분석하는 과정이다. 지능은 모든 것을 받아들이지는 않고 거부도 한다. 그러나 보다 깊은 의식은 그렇지 않다. 잠재의식의 마음 안에 심는 모든 인상은 거부될 수 없다. 그것은 자라나고, 그 열매는 삶의 모든 면을 풍요롭게 해 줄 것이다.

그러므로 요가 니드라 도중에 잠이 들어도 걱정하지 않아도 된다. 어떤 면에서는 그것이 더 강력할지도 모른다. 그러나 '잠들지 않을 것이다.'라는 한 가지는 명심해야 한다. 잠자려고 해서는 안 되고 깨어 있도록 해야 하는데, 잠들면 그것은 요가 니드라가 아니기 때문이다.

긴장의 방출, 마음의 이완과 평화가 변화의 비밀이다. 어떤 사람이 긴장하고 있으면 행동에도 영향이 미친다. 긴장이 풀리면 자연스러워진다. 또한 요가 니드라에서 수용되는 직관은 자신 안에서 모든 문제에 대한 답을 찾을 수 있게 해준다. 자신의 참된 본질과 본래 모습이 나타나 어떤 환경에서도 의미 있고 평화로운 삶을 살 수 있게 해준다.

목격자의 태도

요가 니드라 중에서 상징이나 이미지를 떠올릴 때 영화를 지켜보고 있는 것처럼 초연하게 봐야 한다. 그저 이미지를 자각할 뿐 판단이나 비난, 분석하거나 개입하려 해서는 안 된다. 이미지가 객관적으로 보이면 에고가 일시적으로 활동하지 않게 된다. 자신의 에고를 강화시키는 선입견이나 호불호를 잠시 떠나게 되고 갈등을 억누르지도 않으며 편견으로 재료를 선택적으로 이해하지도 않는다. 비합리적이거나 두렵거나 비현실적인 소망과 욕망이 의식적인 마음속으로 떠올라 객관적으로 보게 되면 사라지거나 의식 속으로 통합된다.

그 결과 이전에는 무의식의 요소들을 억누르기 위해 사용된 에너지가 다른 활동으로 유용하게 사용될 수 있으며 시간이 지나면 자신에 대한 이해가 더 커지고 의식적인 마음과 무의식적인 마음 사이의 갈등이 줄어든다.

21.2 아자파 자파 Ajapa Japa

만트라를 이용하는 수행을 자파 요가(만트라 암송 요가)라고 한다. 아자파 자파는 '계속해서 반복하는'으로 주문 혹은 암송으로도 번역되지만, 이와 관련된 원리들을 먼저 고려할 필요가 있다. 처음에, 몸을 자각하는 예비 단계를 마친 뒤에는 외부적 활동인 호흡의 자각이 있다.

외부적인 호흡 활동을 통해 안으로 들어가는 절차가 있는 것이다. 호흡의 외부적 자각이 내면화되어 심령적 통로에서 경험된다. 그 뒤 스스로 만든 집중의 분산, 즉, 이 생각이나 저 소리 또는 몸의 감각적 경험을 쫓고 있는 마음의 혼돈이나 장애를 멈추기 위해 힘의 소리 또는 진동인 만트라가 더해진다.

아자파 자파는 자각을 내면화하기 위해 호흡 절차인 육체적 활동을 이용한다. 그 다음에 저절로 생겨난 정신적 동요를 멈추기 위해 만트라가 더해진다. 나중에, 수행의 강렬함에 따라 만트라에 깊이 집중되면, 감각과 세계의 고유한 경험들인 원인적인 현현들조차도 점점 없어지는 경향이 있다. 다라나 그룹에 속하는, 진보된 수준의 아자파 자파 수행들도 있다.

자파의 종류

1, 바이카리 Baikhar (들을 수 있는)

초보자는 들을 수 있는 자파를 수행해야 한다. 들을 수 있는 자파는 소리를 내면서 생기는 진동으로 뇌를 점차 차분하게 만들고 충전해준다. 몇 주간 바이카리 자파를 수련하고 나면 마음이 고요해진다. 특별한 대상을 가지고 명상하고 싶은데 잘 안된다면 바이카리 자파를 1시간 정도 수련 후에 명상을 해본다.

2. 우판슈 Upanshu (속삭이는)

수련자만 들을 수 있는 만트라를 속삭이는 것이다. 입술의 움직임은 있으나 소리는 거의 들리지 않는다. 우판슈 자파는 특별한 목적으로 만트라를 하루에 8시간 이상 수련하려는 사람에게 적당하다.

3. 마나시 Manasi (정신의)

마나시 자파는 바이카리와 우판슈에 정통한 수련자에게 적합하다. 마음이 산만하면 마나시 자파를 지속해서 행할 수 없다. 마나시 자파는 가장 미묘하고 많이 알려진 자파로 준비가 된 수련자에게는 강력하고 효과적이다. 현인들과 경전에서도 이 자파를 꾸준하게 헌신적으로 수련하면 깨달음을 얻을 수 있다고 말한다.

4. 리킷 Likhit (쓰여진)

리킷은 다른 자파를 웬만큼 성공적으로 집중해서 수행할 수 있는 수련자에게 적합하다. 리킷은 공책에 빨강, 파랑, 녹색 잉크로 만트라를 수백 번 적는 수련이다. 글자는 가능한 한 작게 균형과 아름다움에 집중하면서 최대한 정성을 기울여 적어야한다. 글자가 작을수록 집중이 더 깊어진다. 만트라를 적으면서 마음속으로 자연스럽게 반복하게 되므로 리킷 자파는 항상 마나시 자파와 함께 수련된다.

자파 요가 수행을 위한 규칙

자파 요가는 같은 시간에 규칙적으로 수행하는 것이 좋다. 아침이든, 오후든, 저녁이든 규칙적으로 시간을 낼 수 있는 때 하는 것이 좋다. 정한 시간이 오전 6시라면 날마다 그 시간을 지키기 위해 노력해야 한다. 하루, 이틀 놓친 것은 그럴 수 있지만 같은 시간을 지키는 것이 중요하다. 만약 놓쳤다면 다른 시간에 보충한다. 같은 시간에 수행하는 것이 중요한 이유는 정해진 시간에 의식적으로 노력하지 않아도 저절로 수행하는 습관을 만들기 위해서이다.

집중이 분산되지 않도록 수행하는 동안 하나의 바른 자세를 선택해서 움직이지 않아야 한다. 바로 자파를 시작하지는 말고 마음이 안정되고 편안해지면 자파를 수행한다. 처음에는 정해진 시간만큼 수행하다 점차 늘여가되 줄여서는 안 된다.

처음에는 마음이 집중되지 않고 기민하게 깨어있지 않을 수 있지만, 집중이 강해지면 기민함이 계속 유지된다.

21.3 트리타카 Tritaka

트리타카는 '보다', '쳐다보다'를 뜻하며, 한 지점을 꾸준히 응시하는 수행이다. 외적인 트리타카와 내적인 트리타카 두 종류가 있다. 외적인 트리타카는 촛불, 상징, 얀트라, 만달라 등과 같은 외부적인 한 지점을 응시하는 것이다. 트리타카는 우리가 형상을 자각할 때 일어나는 에너지 분산 제어를 목적으로 수행한다. 우리는 형상을 볼 수 있다. 형상은 우리 눈에 어떤 모양으로 인지되는데, 형상이 보인다는 것은 마음의 에너지가 분산된 상태임을 나타낸다.

우리 눈은 아주 활동적이다. 우리는 줄기차게 사물을 본다. 너무 많은 것을 보아 우리는 우리가 보는 모든 것을 실제로 자각하지는 않는다. 심지어 이 순간조차도 많은 정보가 눈을 통해 들어가고 있지만, 그 모든 것이 인지되고 있지는 않다. 우리는 마음이 인정하는 정보만 인지할 뿐이다. 눈은 가장 활동적인 감각의 장이다. 시각적인 인식을 지배하고 그것을 통해 받아들여지는 인상들을 전하는 것이, 모양의 면에 대한 지배, 모양의 자각인 트리타카의 목적이다.

또 다른 형태의 트리타카는 안타르(내적인) 트리타카이다. 절차는 비슷하지만, 시각적 인식에 집중하기 위한 외부적인 보조물을 이용하는 대신 자신의 내부적인 시각적 인식을 발전, 각성시킨다. 시각적 인상의 형태로 마음속에 저장된 것은 이 행법을 연습하면 방출된다.

21.4 안타르 모우나 Antar Mouna

안타르 모우나는 '내적인 침묵'으로 번역된다. 이 행법은 생각을 자각하는 것, 곧 생각의 관찰, 생각의 중지, 생각을 마음으로 가져오는 것, 외적인 생각을 따르는 것, 그리고 그 근원으로 가는 것 등이 포함된다. 트리타카가 형상 또는 이미지의 장에 관계되는 것처럼 안타르 모우나 수행은 관념의 장에 대한 자각과 관련이 있다. 생각을 따라감으로써 생각의 근원으로 가 궁극적으로는 그 생각을 창조하는 프라티아야pratyaya를 제거하려는 것이다.

프라티아야는 의식으로 받아들여 기억, 지식, 삼스카라, 카르마의 형태로 경험되는 인상의 씨앗이다. 이 기억, 지식, 삼스카라, 카르마들이 프라티아야, 혹은 의식의 씨앗이다.

이 생각의 프라티아야들은 아마도 자각하기에 가장 복잡한 것들일지도 모르는데, 왜냐하면 생각에는 야망, 욕망, 욕구, 강인함, 연약함 등의 형태로 된 직접적인 입력뿐만 아니라 감정적인 아이덴티티의 결합, 일어나고 있는 것에 대한 지적인 분석도 있기 때문이다.

생각은 서로 고착된 많은 층을 가진 양파와 같다. 양파는 아주 견고하고 강해 보이지만, 한번에 하나의 층을 벗겨내면서 점점 작아져 아무것도 남지 않게 된다. 그것이 바로 요기들이 생각을 보는 방식이다. 안타르 모우나는 우리에게 나타난 이미지에서 생각의 구성요소들을 제거하려는 과정이다. 생각이 관념의 영역에 나타날 때 생각의 형태를 알아차리는 것이 프라타하라에서 안타르 모우나의 목적이다.

아자파 자파Ajapa Japa에 대하여

아자파 자파 암송의 목적은 의식을 미간으로 회수하는 것이고,
명상의 목적은 집중된 주의를 미간에 유지시키는 것입니다.
주의를 공허한 상태에 유지시키는 것은 대단히 어렵습니다.
마음은 생각하는 기능과 시각화하는 기능을 동시에 가지고 있습니다.
당신이 무엇을 생각하든, 그것을 응시하게 됩니다.
이것이 마음의 천성적 능력이며, 우리는 이러한 두 가지 경향 즉,
생각하는 것과 시각화하는 경향을 장악해야 합니다.
생각하는 것과 시각화하는 것으로 인해
우리는 이 창조물을 집착하게 되었으며,
그렇기 때문에 성인들께서는 그와 똑같은 과정으로 신을 생각하는 것으로,
그분의 이름을 반복하는 것으로 세상에 대한 집착을 거둬들이고,
의식을 미간으로 회수해야 한다고 항상 말씀하십니다.
우리는 생각하는 것과 보는 것, 이 두 가지 기능을 장악해야 합니다.

처음에는 마음과 싸웁니다.
명상에 마음을 붙들어 두는 노력이 천천히 천천히 저절로 깊어지고
집중에 대한 믿음이 찾아올 것입니다.

중요한 것은 집중능력입니다.
집중능력으로 마음을 장악하여 의식을 미간으로 거둬들이는 것입니다.
중요한 것은 사랑과 헌신으로 집중하는 것입니다.
주의를 미간에 유지시켜야 하며 흩어지지 않도록 깨어있어야 합니다.

마음을 미간에 붙잡아 두기 위해
그리고 내면의 소리와 연결되기 위해 필요한 것은 끊임없는 암송입니다.
고귀한 보석들을 금고 안에 넣듯이 그렇게 반복하십시오.
당신의 모든 주의를 미간에 두고 오직 암송에 전념하십시오.
이것은 당신의 귀중한 보물입니다.

마음이 오직 암송에 있을 때 집중을 경험할 것입니다.
명상에서 중요한 것은 '양'이 아니라 '질'입니다.
온전한 집중으로 단 한 시간을 앉아 있다면,
마음이 이리저리 떠돌면서 세상의 문제들이나 쾌락에 대해 생각하면서
다섯 시간을 앉아 있는 것보다 훨씬 낫습니다.
중요한 것은 '양'이 아니라 '질'입니다.
주의가 흩어진 다섯 시간의 명상보다 온전히 집중된 십분 간의 명상이
더 가치가 있을 것입니다.

그러나 질은 양에서 나올 것입니다. 이것은 마음과의 끊임없는 싸움입니다.
가능한 한 많은 시간을 할애하십시오.
당신은 명상을 좋아해야 하고, 내면에 있고 싶어 해야 합니다.
그래야 명상의 축복을 느끼게 됩니다.
깊은 명상은 사랑과 헌신으로 집중되어 있다는 뜻이며,
헌신은 우리의 많은 카르마를 제거해 줍니다.

아이들이 처음 ABC를 배울 때 재미없고 무미건조하게 느꼈을 것입니다. 반복하고 또 반복하여, 훗날 읽고 말하기를 사랑하고 좋아하게 되듯이 암송도 그와 같습니다.

암송을 통해 얻게 되는 집중만이 당신에게 평화와 축복과 행복을 줄 수 있습니다. 집중되면 될수록 더 행복해 질 것이며, 흩어지면 흩어질수록 좌절하게 될 것입니다. 축복과 행복을 느끼기 위해 암송이 우리의 의식을 회수할 수 있는 유일한 길입니다. 훈련을 통해 암송이 저절로 진행되는 단계가 올 것입니다. 당신이 무엇을 하고 있든, 자신이 암송을 하고 있을 것입니다. 이런 습관을 들여야 합니다.

세상을 의식하지 않을 수 있도록, 주위에서 벌어지고 있는 일들을
의식하지 않을 수 있도록 암송은 우리를 돕습니다.
우리는 배우가 무대에서 연기하듯이 행위하게 될 것입니다.
이러한 것이 암송의 영향이며
우리가 궁극적으로 성취하고자 하는 명상의 첫 단계 정거장입니다.

요가 니드라Yoga Nidra 실습

요가 니드라는 탄트라의 한 형태입니다. 니드라는 잠자는 것이 아닙니다. 집중하는 것도 아닙니다. 니드라는 당신의 마음으로 통하는 내부의 방을 여는 것입니다. 요가 니드라에서, 당신은 내면 의식의 단계에 발을 디디게 될 것입니다. 요가 니드라에 관하여 아무것도 이해하지 못한다 할지라도 문제 되지 않습니다. 제 목소리가 당신에게 안내의 줄이 되어드릴 것입니다.
당신은 단지 그 줄을 잡고 동굴의 깊은 곳을 탐험하며 목소리의 도움으로 마음의 안과 밖을 모험하게 될 것입니다. 니드라를 준비 하십시오. 눈을 감고 몸은 침묵합니다. 마음은 편안한 분위기 안에 있습니다. 집중하려고 노력하지 않습니다. 마음을 조절하려는 노력도 하지 않습니다. 당신은 요가 니드라를 연습하는 중입니다. 당신의 몸을 알아차려 보십시오. 당신은 여러 사람과 함께 아주 아름다운

방에 누워있습니다. 대부분의 사람이 같은 주파수의 진동을 발하고 있습니다. 온 대기가 한 종류의 매우 강력한 진동으로 가득 찼습니다.

이런 공기 안에서 당신은 바닥 위에 누워있습니다. 당신의 몸은 고요합니다.

당신의 숨소리는 매우 규칙적이고 느립니다.

당신의 몸은 이완되어 있습니다.

이제 마음속으로 생각하십시오.

'나는 이제 요가 니드라를 연습할 것이다. 나는 안내를 따르고 있는 중이다. 일정한 교류가 안내자와 나 사이에 이루어지고 있다. 나는 안내자의 목소리를 들을 수 있고 우리는 이렇게 한 명의 전달자와 많은 수신자가 하나로 연결되어 있다.'

●● 결심

이 시점에서 상칼파sankalpa를 만들어야 합니다. 상칼파는 결심입니다.

지금 당장 이것을 만들지 않아도 되지만, 만약 당신이 상칼파를 가지고 있다면, 그것을 반복하십시오.

만약 한 가지를 지금 생각할 수 있다면 지금 생각하십시오.

당신에게 상칼파가 없다면 기다릴 수 있습니다.

모든 상칼파들 중 가장 훌륭한 것은

물라다라 차크라에 있는 쿤달리니를 자각시키겠다는 결심입니다.

당신이 이미 상칼파를 가지고 있다면, 그것을 반복하십시오.

하지만 당신이 상칼파가 하나 필요하다면, 다음의 상칼파를 이용할 수 있습니다.

"나는 물라다라 차크라에 있는 쿤달리니를 각성시키고 있다.

쿤달리니가 수슘나를 통하여 사하스라라까지 올라가게 만들고 있다.

나는 쿤달리니를 각성시키는 중이다."라는 상칼파입니다.

●● **의식의 순환**

제 말을 들으면서, 제가 지시하는 대로 계속 연습하십시오.
집중을 즐기는 것이 아닙니다. 사물을 분석하려는 노력도 하지 마십시오.
당신의 오른손의 엄지손가락을 의식하면서 마음속으로 말씀하십시오,
"오른손의 엄지손가락", 움직이지 마십시오.

- 오른쪽

오른손의 엄지손가락, 둘째 손가락, 셋째 손가락, 넷째 손가락, 다섯째 손가락, 손바닥, 손등, 팔목, 아래팔, 팔꿈치, 위팔, 어깨, 겨드랑이, 허리, 엉덩이, 넓적다리, 무릎, 장딴지 근육, 발목, 발뒤꿈치, 발등, 발바닥, 오른쪽 엄지발가락, 둘째 발가락, 셋째 발가락, 넷째 발가락, 다섯째 발가락을 의식하십시오.

- 왼쪽

이젠 왼쪽으로 갑니다. 왼쪽 엄지손가락, 둘째 손가락, 셋째 손가락, 넷째 손가락, 다섯째 손가락, 손바닥, 손등, 손목, 아래팔, 팔꿈치, 위팔, 어깨, 겨드랑이, 허리, 엉덩이, 넓적다리, 무릎, 장딴지 근육, 발목, 발뒤꿈치, 발등, 발바닥, 왼쪽 엄지발가락, 둘째 발가락, 셋째 발가락, 넷째 발가락, 다섯째 발가락을 의식하십시오.

- 등

다음은 등 쪽으로 갑니다. 뒷머리, 뒷목, 오른쪽 어깨뼈, 왼쪽 어깨뼈, 오른쪽 엉덩이, 왼쪽 엉덩이, 오른쪽 발뒤꿈치, 왼쪽 발뒤꿈치.

- 앞

이제 몸의 앞면입니다. 정수리, 이마, 오른쪽 관자놀이, 왼쪽 관자놀이, 오른쪽 귀, 왼쪽 귀, 오른쪽 눈썹, 왼쪽 눈썹, 미간, 오른쪽 눈, 왼쪽 눈, 오른쪽 콧구멍, 왼쪽 콧구멍, 코 전체,

오른쪽 뺨, 왼쪽 뺨, 윗입술, 아랫입술, 입술 모두, 턱, 목, 오른쪽 쇄골, 왼쪽 쇄골, 오른쪽 가슴, 왼쪽 가슴, 가슴의 중간, 배꼽, 윗배, 아랫배, 오른쪽 다리, 왼쪽 다리, 오른쪽 팔, 왼쪽 팔, 머리 전체, 몸 전체, 몸 전체, 몸 전체.

• 몸 / 바닥 접촉

바닥에 누워있는 것을 알아차리십시오.

몸이 바닥과 맞닿아있는 어떤 지점이 있습니다. 당신의 의식을 접촉되어 있는 특정 지점에 가져오십시오. 뒤꿈치와 바닥, 바닥 위에 뒤꿈치들이 있고 그들과 바닥이 닿아있는 지점이 있습니다. 몸의 꼭대기부터 시작합니다. 손과 바닥, 등과 바닥, 오른손과 바닥, 왼손과 바닥, 오른쪽 팔꿈치와 바닥, 왼쪽 팔꿈치와 바닥, 엉덩이와 바닥, 무릎 뒤쪽과 바닥, 뒤꿈치와 바닥. 몸과 바닥이 만나는 점을 마음에 그려 보십시오.

몸 전체와 바닥이 만나는 점을...몸은 바닥 위에 있습니다.

몸 전체를 의식하십시오. 축소시키지도 말고, 확장시키지도 마십시오.

●● 감각의 인식

• 무거움

당신의 몸이 아주 무거워지고 있다고 마음속으로 상상하여 보십시오.

몸 안에서 무겁다는 인상이 있습니다. 그것을 알아차리십시오.

서서히 몸이 점점 더 무거워지는 것을 느끼십시오. 머리가 무거워집니다.

오른쪽 손바닥이 무겁고 왼쪽 손바닥이 무겁습니다.

양쪽 팔과 어깨가 무겁습니다. 몸 뒤쪽이 무겁고 엉덩이와 허벅지가 무겁습니다.

오른쪽 넓적다리가 무겁고, 왼쪽 넓적다리가 무겁습니다.

양쪽 무릎이 무겁고 양쪽 다리가 무겁고, 양쪽 팔이 무겁고, 머리 전체가 무겁고, 눈이 무겁고, 입술이 무겁습니다.

몸 전체가 무겁습니다. 계속 몸 전체가 무겁다고 생각하십시오.

무거운 느낌을 강화하십시오.

그리고 난 후 부분적으로 서서히 이완하십시오.

• 무거움과 가벼움의 교차

솜은 가벼움을 의미하고 강철은 무거움을 의미합니다.

이제 이 두 가지를 번갈아 경험하는 연습을 합니다. 몸 전체가 강철입니다.

몸 전체가 강철입니다. 여기에는 뼈도 없고, 골수나 피도 없는 단순한 강철 구조물입니다.

이제 생각을 바꾸십시오.

몸 전체가 솜입니다. 몸 전체가 솜만큼 가볍습니다. 몸에는 뼈도 없고, 골수나 피도 없으며

모든 것이 솜으로 구성되어 있습니다.

몸 전체는 솜처럼 가볍습니다. 다시 한번 생각을 바꾸십시오.

몸 전체는 뼈도 없고, 골수나 피도 없는 무거운 강철과 같습니다.

몸 전체는 강철만큼 무겁습니다.

생각을 바꾸십시오. 몸 전체는 솜처럼 가볍습니다.

몸이 솜으로 만들어진 것처럼 느끼십시오.

솜은 바닥에서 떠오를 정도로 가볍습니다.

• 뜨거움

이제 생각을 뜨겁다고 바꾸십시오. 당신은 불타는 용광로 옆에 있습니다.

그래서 극도의 열기를 느낀다고 상상하십시오.

이제 몸 전체는 열대의 태양과 같은 타오르는 용광로의 뜨거움을 경험해야만 합니다.

가능한 한 뜨거움의 경험을 생생하게 알아차리십시오.

- 차가움

경험을 바꾸십시오. 마치 우리가 차가운 냉동고 속에서 느끼는 추위처럼 우리의 몸 전체는 눈 덮인 산에서 불어오는 차가운 바람과 같은 냉기를 경험하고 있습니다.

그 차가운 경험...차가운 경험을 각성시킵니다.

- 신속한 시각화

이제 미간에 집중하십시오.

제가 당신에게 말할 때까지 당신은 그 지점을 떠나면 안 됩니다.

저는 몇 가지 이름을 열거할 것입니다.

제가 각각의 이름을 부를 때마다

여러분은 매 순간 빠르게 그것을 떠올리려고 노력하십시오.

할 수 없다 하더라도 염려하지 마십시오. 저의 가르침을 계속해서 따라오십시오.

때로는 아주 천천히, 또 때로는 매우 빠르게 진행할 것입니다.

또한 저는 여러 번 그 이미지로 돌아갈 것입니다.

어떤 이미지는 어쩌면 당신이 이미 알고 있을 수도 있지만,

너무 많이 생각하지는 마십시오.

그 모습은 저 스스로 빛을 낼 것입니다.

당신의 의식을 미간으로 가져오십시오.

어두움, 분홍장미, 대양의 물결, 저녁의 푸른 하늘, 어두운 밤, 하늘에 수놓인 반짝이는 작은 별들, 산꼭대기에 눈이 덮인 높다란 산맥, 거친 파도 위를 항해하는 배, 해변의 하얀 모래사장, 키가 크고 빽빽한 나무들이 있는 처녀림, 비둘기, 질주하는 말, 숲속의 작은 오두막 덤불 속의 타오르는 불, 폭풍우 치는 밤, 보름달, 산꼭대기에서 흐르는 계곡물, 산에 있는 외로운 바위, 꽃들이 만발한 커다란 정원, 솟아오르는 태양.

당신의 미간에 의식을 집중시키십시오.

연꽃이 피어있는 커다란 호수, 항해하는 배, 수영하는 사람들, 산 속에 있는 나무로 만든 오두막, 황량한 계곡, 눈 덮인 높은 봉우리들, 조용한 저녁, 아름다운 노을, 지저귀는 새들, 숲 속의 호랑이, 코끼리, 코브라, 옴의 상징, 종소리, 대양의 물결, 배의 돛, 보름달, 작은 골짜기의 조용하고 고요한 저녁, 계곡을 흐르는 물, 차가운 계곡에서의 개운한 목욕, 유쾌함의 경험을 떠올려 보십시오.

이제 호흡을 알아차립니다.

왼쪽 콧구멍을 통해 숨을 들이마시고, 오른쪽 콧구멍으로 숨을 내쉽니다.

마음속으로 번갈아 가며 호흡하십시오.

왼쪽으로 들이쉬고, 오른쪽으로 내쉬고, 오른쪽으로 들이쉬고, 왼쪽으로 내쉬고.

미간으로 다시 돌아오십시오. 빛나는 태양을 떠올려 보십시오.

토마토 같은 빨강, 하늘의 뭉게구름, 이슬비, 안개 속, 분홍장미, 해바라기, 사과, 양상추 잎사귀, 온천, 키 큰 소나무, 포도송이, 옴의 상징, 계곡의 외딴 통나무 집, 눈 덮인 산봉우리, 계곡물, 냉수욕, 바다 위를 항해하는 배, 호수 위의 수련꽃, 수영하는 사람들.

- 차크라 시각화

이제 차크라와 척주 안에 있는 차크라의 위치에 대한 의식을 발전시킵니다.

회음에 있는 물라다라 차크라는 비뇨와 배설기관 사이에 있습니다. 여자들에게 이것은 자궁의 기저에 있습니다. 물라다라를 자각하십시오. 그 지점을 수축하려 하지 마십시오. 하지만 그곳의 자연스러운 수축을 느끼도록 노력하십시오. 수축을 떠올리지만 실제로 수축하지는 마십시오. 이것이 물라다라의 수축입니다.

다음은 척주의 기저에 있는 스와디스타나입니다.

척주 안, 배꼽 뒤가 마니푸라 입니다. 가슴 뒤쪽이 아나하타입니다.

목구멍이 비슈디입니다. 척주 꼭대기가 아슈나입니다. 머리 뒤쪽 위에 빈두가 있습니다. 그리고 머리의 꼭대기가 사하스라라입니다.

차크라의 지점들을 기억하려고 노력하십시오.

마음속으로 저를 따라 그 이름을 반복하고, 척주의 정확한 지점을 의식적으로 매우 빠르게 짚어보십시오. 당신이 차크라를 느낄 수 없다 해도 그것은 중요하지 않습니다.

제가 말하는 것을 따라 그 이름을 마음속으로 반복하십시오.

물라다라, 스와디스타나, 마니푸라, 아나하타, 비슈디, 아즈나, 빈두,

사하스라라; 빈두, 아즈나, 비슈디, 아나하타, 마니푸라, 스와디스타나, 물라다라, 스와디스타나, 마니푸라, 아나하타, 비슈디, 아즈나, 빈두, 사하스라라;

빈두, 아즈나, 비슈디, 아나하타, 마니푸라, 스와디스타나, 물라다라.

- 마무리

이제 이 연습을 마치기 위해 몸 전체를 자각해야 합니다.

'나는 요가 니드라를 연습하고 있다.'고 생각하십시오.

당신의 몸 전체와 이 방안의 모든 사람들을 떠올려 보십시오.

외부적인 환경을 알아차리십시오. 당신 자신을 알아차립니다.

당신 자신에게 "나는 지금 요가 니드라를 연습하고 있다.

나를 둘러싼 모든 사람은 요가 니드라를 연습하는 중이다.

나는 여기에 있는 모든 사람과 나의 몸을 떠올리고 있다."라고 말씀하십시오.

다음은 당신의 상칼파를 세 번 반복하십시오. 상칼파가 있다면 그것을 사용하십시오.

그러나 만약에 상칼파가 없다면, 자신을 위하여 하나를 찾도록 노력하십시오.

당신이 원한다면 저는 한 가지 방법을 제안합니다.

"나는 물라다라 차크라에 있으며, 수슘나를 통하여 사하스라라로 움직이고 있는 나의 쿤달리니를 알아차리고 있는 중이다."

이제 외부의 환경을 알아차리십시오.

요가 니드라의 상태에서 빠져나와 평소의 의식으로 되돌아갑니다.

이제 눈을 뜨고, 천천히 일어나십시오.

안타르 모우나 실습

편안한 명상 자세로 앉습니다.
손은 기야나 무드라나 친 무드라로 무릎 위에 놓습니다.
척추는 위로 바르게 뻗고, 머리는 등과 나란히 합니다.
어깨를 이완하고 조용히 눈을 감습니다.
앉아 있는 자세, 명상 자세로 이완합니다.
자세는 견고하고 안정되어야 합니다.

몸의 자세에 집중합니다. 몸의 긴장을 풀고, 편안해지도록 합니다.
몸의 편안함과 이완을 경험하십시오.

척추가 바닥에서부터 위로 일직선으로 올라와 목을 지지한다고 느낍니다.
몸을 완전히 인식합니다. 내면으로 몸을 시각화합니다.
몸 전체를 인식합니다.

몸이 바닥에 뿌리를 두고 있다고 느낍니다.
몸이 마치 나무처럼, 바닥에서부터 위로 자라고 있다고 상상합니다.
몸통은 나무의 줄기이고, 팔과 머리는 가지, 다리는 뿌리입니다.
몸은 바닥에 뿌리를 내리고 있고, 움직일 수 없습니다.

몸의 고요함을 인식하고 움직임이 없는 상태를 인식합니다. 자연스러운 호흡을 관찰함으로써 육체의 이완과 부동의 상태를 더 심화시킵니다.

숨을 마시고 내쉴 때마다, 육체의 안정과 마음의 고요함이
더 깊어지는 것을 경험합니다.
숨을 마시고 내쉴 때마다, 몸과 마음의 조화를 경험합니다.
오로지 명상 자세로 앉아있는 육체만을 인식합니다.
몸 전체에 대한 완전한 인식이 있어야 합니다.
몸은 움직임이 없고 고요합니다.

육체의 안정감에 대한 느낌을 발전시킵니다.
육체의 안정감에 대해 경험하면서, 여러 가지 육체적인 감각들, 예를 들어 추위나 더위, 가려움, 고통, 불편함, 경직, 긴장, 불쾌감을 관찰하고, 당신의 주의를 이러한 감각에 기울입니다.

단지 몸의 상황, 몸의 상태를 인식하도록 합니다.
내면의 고요함, 육체의 부동, 육체와 마음의 조화에 대한 인식을 발전시킵니다.

어떠한 감각의 경험도 거부하지 않습니다.
어떠한 감각의 경험에도 반응하지 않습니다.
바람직한 경험도 없고, 바람직한 감정도 없으며,
바람직하지 않은 경험이나 감정도 없습니다.

당신은 단지 육체적인 그리고 심리적인 감각들을 관찰하기만 합니다.
육체적이고 심리적인 감각들이 드러나는 것을 관찰하기만 합니다.

감각에 대해서 생각하지 말고,
감각의 자극에 대해 좋거나 나쁘다고 생각하지 않습니다.

단지 관찰자가 되십시오.
안타르 모우나, 내면의 침묵의 연습에서는 당신은 자신의 존재 안에서 일어나는 모든 경험의 관찰자가 되어야 합니다. 안타르 모우나의 연습에서는 당신은 자신의 관찰자가 되어야 합니다.

당신이 자신의 주의 깊은 관찰자가 되지 않는다면, 마음이나 의식의 경험을 따라갈 수 없을 것입니다. 마음의 경험이나 의식의 흐름을, 그 경험이 바람직하거나 바람직하지 않은 현상이라는 관점으로 생각함으로써 제한하지 않도록 합니다.
모든 감각, 모든 마음의 기능은 어떠한 제한도 없이 완전히 자유롭게 흘러야 합니다. 어떤 통제나 지시 없이 단지 관찰하십시오.

만약 어느 때라도 방해받았다고 느낀다면, 마음을 그 방해의 상태로부터 회수하지 말고, 왜 방해받았다고 느끼는지 관찰하십시오.
잠시 동안, 당신 자신을 육체와 마음의 경험에서 분리하십시오.
잠시 동안, 당신의 의식을, 몸이나 마음의 감각에 의해서 일어나는, 바람직하거나 바람직하지 않은 또는 마음에 들거나 들지 않는다는 경험과 분리합니다.

당신은 관찰자라는 사실을 알아야 합니다. 당신은 자신을 관찰합니다.

당신이 이런저런 몸의 감각들을 가지고 있다는 것을 아십시오.
당신이 생각을 하고, 자신의 마음을 관찰하기 시작하고, 자기 생각을 관찰하기 시작했다는 것을 압니다.

생각은 저절로 일어납니다. 생각은 마음의 자유로운 흐름을 나타냅니다.

모든 생각을 관찰자로서 따라갑니다.
마음의 경험에 대해 의미를 찾으려고 하지 않습니다.
당신이 느끼는 것에 대해 어떠한 의미도 찾으려고 하지 않습니다.
단지 지켜보기만 합니다.
이해하고, 마음과 의식의 자유로운 흐름을 따라가기만 합니다.

마음은 끊임없이 생각합니다.
심지어 지금도 자기 생각을 인식하지 못할지라도 당신은 생각합니다.
생각이 마음이 표면에 떠오를 때, 완전한 의식과 완전한 주의로,
아무런 저항 없이 그것을 관찰합니다.
그리고 만약 아무런 생각이 없다면, 생각 없는 마음의 상태를 관찰하십시오.

생각은 과거의 기억이나 현재 상황 그리고 미래의 기대와 관련이 있습니다.
어떤 것은 실제이고, 어떤 것은 환상입니다.
어떤 것은 욕망에 영향을 받았고, 어떤 것은 상황과 환경의 영향을 받았습니다.
어떤 것은 기쁘고 즐거운 것이고, 어떤 것은 달아나고 싶은 불유쾌한 것입니다.
그러나 어떤 생각도 거부하지 말고, 어떤 생각도 부정하지 않습니다.

부정적인 생각들로부터 달아나고자 하는 것은 심리적인 본성입니다.
그것들로부터 달아나려고 하지 말고, 초연하게 관찰합니다.
가장 중요한 것은 자신을 보는 것입니다.
가장 중요한 것은 당신의 내면의 본성에게 표현의 자유를 허락하는 것입니다.

안타르 모우나의 두 가지 개념을 기억합니다. 마음에게 표현의 자유를 허락하고
자신을 관찰하는 것입니다. 어떤 생각에도 대항하지 않습니다.
자유롭게 생각하지만 분명하게 봅니다.
당신은 생각이 아니라, 생각의 관찰자입니다.
당신 자신을 내면의 경험과 관련시키지 말고, 그들과 분리해서,
생각의 관찰자로, 경험의 관찰자로 유지하도록 합니다.

당신은 생각이 아닙니다. 당신은 의식의 에너지도 아닙니다.
어떤 생각도 수용하거나 거부하거나 좋아하거나 싫어하지 않습니다.
그들이 저절로 나타나도록 두십시오. 생각하지 마십시오.
생각의 과정은 무의식적으로 일어납니다.
때때로 생각의 과정은 외부의 영향에 의해 자극받기도 하고,
때때로 자신의 존재 내면에서 나오기도 합니다.

당신이 의식적인 마음이 자유롭게 드러나도록 허락할 때,
억제된 것들이 마음에서 완전히 또는 부분적으로 없어졌을 때,
당신은 생각의 자유로운 흐름을 경험하기 시작할 것입니다.
당신은 좋은 생각, 나쁜 생각, 긍정적인 생각, 부정적인 생각도
가지고 있을 것입니다.

어떤 것이 오더라도, 그것이 오도록 하십시오.
어떤 것도 억압하지 말고, 어떤 생각에도 부끄러워하지 마십시오.
이 모든 과정의 관찰자로 남으십시오. 어떤 것도 판단하려고 하지 않습니다.
모든 것을 영화처럼 보십시오.
항상 자신에게 "나는 내가 느끼는 것의 관찰자이다,

나는 내가 경험하는 것의 관찰자이다."라고 말씀하십시오.

자신의 내면에서 경험하는 모든 정신적인 과정을 완전히 인식합니다.
깨어있어야 하며 방심하지 않습니다.
당신 자신이, 당신의 주의가 안타르 모우나의 연습에서 벗어나지 않도록 합니다.

이제 의도적으로 한 가지 생각을 마음에 가져오도록 합니다.
의도적으로 한 가지 생각을 마음에 가져오고, 그것을 관찰하고,
그것에 대해서 생각한 후, 이제 소멸시킵니다.
당신은 의지력으로 자발적으로 생각을 창조해야 하고, 그것을 얼마간 유지하고,
그것에 대해 생각하고, 소멸시켜야 합니다.
만약 무의식적인 생각이 들어온다면, 아무리 재미있고 고무적이라고 해도,
그 생각이 나타나게 해서는 안 됩니다. 자신에게 "No"라고 말씀하십시오.

생각을 창조하십시오. 이 연습에서는, 당신은 한 가지 생각을 창조해야 하며,
무의식적인 생각이 들어와 주의가 생각을 창조하는 연습에서 벗어나면
안 됩니다.

한 가지 생각을 창조하고, 얼마 동안 생각을 유지하며, 그것을 소멸시킵니다.
그런 다음 또다시 하나의 생각을 만들어내고, 얼마간 유지하고, 소멸시킵니다.
의식적인 노력으로, 생각을 창조하고, 그것을 관찰하고, 잠시 동안 유지하고
소멸시킵니다.

긍정적인 생각, 부정적인 생각, 올바른 생각, 부정한 생각, 좋고 나쁜 생각,
어떤 것이라도 올 수 있습니다. 마음은, 의식은 자유롭게 움직여야 합니다.

그리고 당신이 생각을 창조해야 하는 것은 바로 그 자유로운 마음의 흐름,
자유로운 의식의 흐름 안에서 입니다.

이것은 당신이 생각을 창조해야 하는 연습이며,
무의식적인 생각이 의식의 중심에 오게 해서는 안 됩니다.

의지력으로 하나의 좋은 생각을 창조하고, 그것에 대해 생각하고,
그 생각을 잠시 동안 유지하고 그리고 소멸시킵니다.
이제 최초의 생각을 하나 만들어냅니다.
최초의 생각을 하나 만들고, 그것과 관련 있는 생각들을 연속적으로 만든 후,
소멸시킵니다.

부정적인 생각을 하나 만들고, 그것과 관련된 부정적인 생각들을 연속적으로
만든 후, 잠깐 동안 유지하고, 소멸시킵니다.

사고의 과정에 당신이 말려들지 않아야 하고, 무의식적으로 일어나는 생각에
몰두하는 것도 아니고 생각을 창조해야만 한다는 것을 기억하십시오.

긍정적인 생각을 창조하고, 그것을 관찰하고, 소멸시킵니다.

당신이 생각을 만들 때, 그것은 마치 캔버스에 서로 다른 이미지들을 창조하는
것과 같습니다.
하나의 생각을 창조하고, 그것과 관련 있는 또 다른 하나의 생각을 만들고, 두 개
를 함께 봅니다. 다음 이전 두 개의 생각과 관련이 있는 세 번째 생각을 만들어낸
후, 이 세 개의 생각을 함께 봅니다. 마치 캔버스 위에 펼쳐진 이미지처럼.

이제 처음에 만들었던 생각과 관련되어 창조된 일련의 생각들이 완성되었다면,
캠퍼스 전체가 사라지게 합니다.

이제 얼마 동안, 생각을 창조하는 것을 멈추고,
마음의 '생각 없음'의 상태/생각 없는 마음의 상태를 인식합니다.
어떠한 생각도 창조하지 말고, 무의식적인 생각들이 들어오지 않게 합니다.
내면의 고요함의 경험에 집중함으로써 마음의 '생각 없음'의 상태/생각 없는
마음의 상태를 인식합니다.
내면의 공간 경험에 집중합니다.
육체의 안정감 경험에 집중합니다.
육체의 안정감과 공간과 고요함을 인식하고 집중함으로써
잠깐 동안 '생각 없음'의 상태를 유지합니다.

이제 무의식적인 생각이 마음속으로 흘러들어오도록 합니다.
무의식적인 생각이 마음에 들어오도록 하고,
그 생각을 의지력으로 소멸시킵니다.
무의식적인 생각이 오도록 하고, 그것을 관찰하고, 이해하며,
의지력으로 그 생각들을 떠나 보냅니다.
생각은 저절로 들어오지만, 그것을 떠나보내는 것은 당신의 의지입니다.

만약 무의식적인 생각이 마음에 들어오지 않는다면, 의식의 범위에 들어오지
않는다면, 내면의 공간을 인식하도록 합니다.

잠깐 동안 이 연습을 계속합니다. 저절로 일어나는 생각들이 마음에 들어오도록
하지만, 일단 그것을 관찰하고, 보고, 경험한 후에는 떠나보내도록 합니다.

내면의 공간에 대한 인식을 유지합니다.
마음의 공간.
형상도 없고 색깔도 없는 내면의 공간.

공간과 고요함과 '움직임이 없음'은 하나의 경험입니다.
색깔도 없고 형상도 없는 내면의 공간을 인식하십시오.

생각들은 내면의 공간, 즉, 치다카샤에 나타날 것입니다.
그들은 빠르게, 의도적으로, 의식적으로 처리하십시오.
어떠한 생각이든 나타날 때마다 그것을 관찰하고, 만약 아무런 생각도 없다면
내면의 공간, 내면의 고요함을 관찰하십시오.

치다카샤에 나타나는 어떤 생각이든, 내면에서 일어나는 어떤 생각이든,
그것은 제거되어야 합니다. 안타르 모우나 연습에서는 '생각 없음'의 상태를
연습해야 하고 '생각 없음'의 상태가 계발되어야 합니다.

생각은 다양한 형태를 취할 수 있습니다.
때때로 마음의 눈을 통해 볼 수 있는 문장이나 구절이 될 수도 있습니다.
때때로 마음의 귀로 들을 수 있는 문장이나 구절이 되기도 합니다.
때로는 꿈이나 비전의 형태를 취하기도 합니다.
때로는 아이디어가 되기도 하고, 단지 상상이기도 합니다.

어떤 형태의 생각이든 관찰된다면, 그것은 관찰된 후에는 사라져야 합니다.
생각은 치다카샤에서 용해되어야 합니다.
내면의 공간을 인식하고, 만약 어떤 것이라도 생각이나 상상의 형태로 온다면,

그것은 내면의 공간에 융합되어야 하고 '생각 없음'의 상태를 유지해야 합니다.

내면의 고요함에 대한 인식을 유지합니다.
내면의 고요함은, 모든 내적인 경험을 무심하게,
관찰자의 태도로 보기 위한 연습입니다.

마음의 '생각 없음'의 상태/생각 없는 마음의 상태를 완전하게 인식하십시오.
마음의 '생각 없음'의 상태를 완전하게 인식합니다.

고요함, 조화, 평화, 만족심, 긴장이 전혀 없는 이완.
몸과 마음의 안정감을 증가시킵니다.
몸과 마음의 안정감을 증가시킵니다.

이제 호흡을 인식합니다. 호흡의 인식.
안타르 모우나의 연습에서는, 호흡은 미묘하고, 호흡이 미묘해짐에 따라
마음은 한 지점을 향하게 되고 고요해집니다.
호흡으로 인해 마음과 몸의 에너지의 움직임과
프라나 샥티의 움직임이 생깁니다.
호흡에 대한 인식을 발전시킵니다.

숨을 깊이 마시고 세 번 '옴' 만트라를 암송합니다.

마음을 완전히 외부로 향하게 합니다.
조금씩 발가락과 손, 팔, 어깨, 머리를 움직입니다.
눈은 뜨지 마십시오. 발가락과 발, 다리를 천천히 움직입니다.

손을 모아 손바닥을 서로 문지르고, 감은 눈 위로 손바닥을 올리고,
준비되면 눈을 뜹니다.

안타르 모우나 연습을 마치겠습니다.

22. 다라나/응시 Dharana

다라나는 마음을 한 지점에 유지하거나 매어두는 것을 뜻한다. 집중의 강렬함을 일반적으로 다라나라고 한다. 여기서 중요한 것은 마음을 한 지점에만 고정해 그것을 유지하는 것이다. 마음을 미간/눈중추로 회수하여 내면과 연결할 수 있게 되면 다라나를 성공하게 된다.

어떤 일에 몰입해 있을 때 마치 겨우 몇 순간만이 지난 것처럼 느껴지는 그런 경험에 비교해볼 수 있다. 만일 그 경험이 불쾌한 것이면 한 순간이 한 시간처럼 느껴질 것이다. 그래서 한 순간을 긴 시간으로, 또는 긴 시간을 한 순간으로 자각하게 만드는 강렬함이 다라나이다. 긍정적인 의미에서 다라나는 시간의 개념이 상실되는 자각의 심화, 객관적인 집중이 상실되고 오직 공간의 자각만이 남는 자각의 심화로 정의할 수 있다.

마하바라타에 나오는 이야기가 있다. 한 스승이 제자들에게 궁수를 가르치고 있을 때 스승은 나무 꼭대기의 한 가지에 진흙으로 만든 작은 새를 두고 새의 눈을 관통시키라고 했다. 제자가 한 명씩 나올 때마다 스승은 제자에게 무엇이 보이느냐고 물었다. 첫 번째 제자는 숲, 하늘, 나무, 가지, 새가 보인다고 답했다. 두 번째 제자는 하늘, 나무, 가지, 새가 보인다고 말했다. 마침내 한 제자가 나와 답하기를 새의 눈만 보인다고 말했다. 스승은 나뭇잎과 가지, 새의 머리, 날개는 보이지 않는지 물었다. 제자는 오직 눈만 보인다고 말했다. 이렇듯 집중의 강도가 아주 커서 모든 인식 능력이 단일한 지점에 유지되고 고정된 상태가 다라나이다.

금욕주의적 생활이나 마음을 엄격하게 통제하는 것으로, 마음을 감각에서 영구히 회수하는 것은 불가능하다. 왜냐하면 무집착을 창조할 수 없기 때문이다. 우리의 마음이 내면의 신성한 음악을 듣고 그 빛을 보며 그것에 집중할 때, 저절로 감각에 무집착해져 마음이 자유롭게 된다.

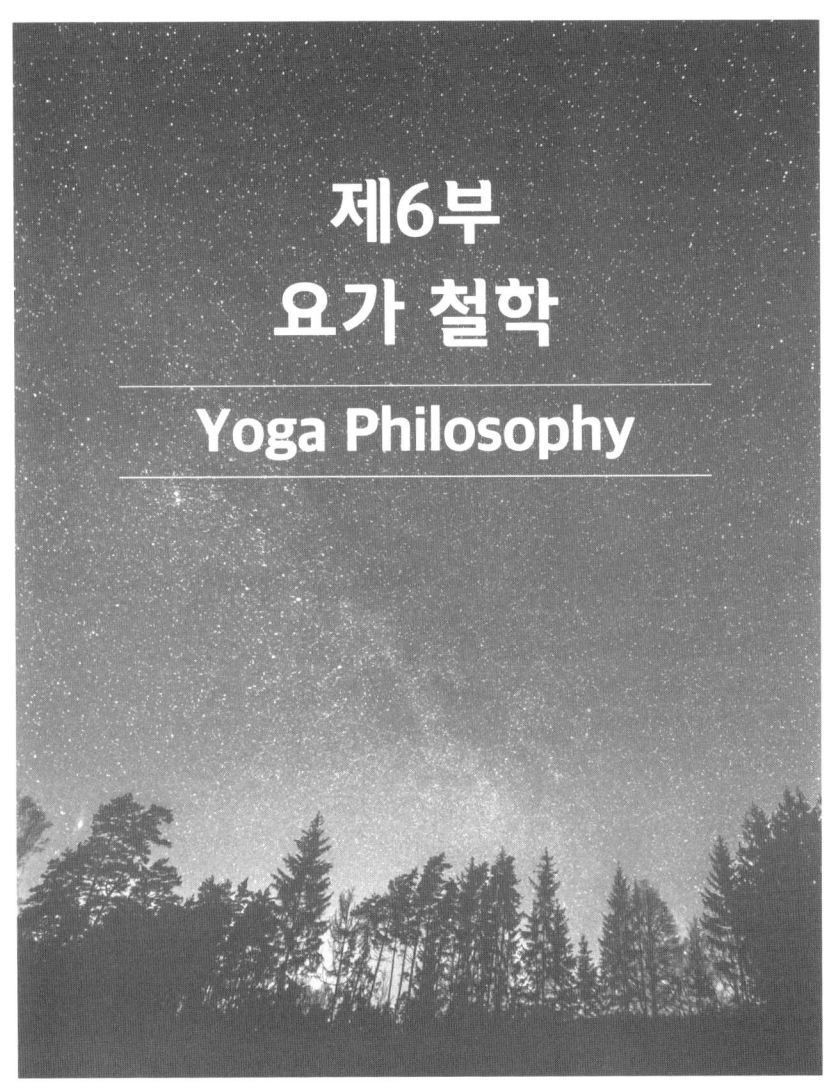

제6부
요가 철학

Yoga Philosophy

23. 디야나/명상 Dhyana&Samadhi

우파니샤드에서 설명하는 몇 가지 핵심적인 요가는 카르마 요가, 즈나나 요가, 하타 요가, 라자 요가, 만트라 요가, 라야 요가이다.

카르마 요가는 행동, 행위의 요가이고,

즈나나 요가는 지식과 지혜의 요가이며,

하타 요가는 신체적, 정신적 순수함을 얻기 위한 요가이다.

라자 요가는 정신적 의식과 능력의 깨달음을 위한 요가이고,

만트라 요가는 발성을 통해 무지에서 벗어나게 도와주며,

라야 요가는 의식적인 분리의 요가이다.

우파니샤드 사상은 이원성 없이 신성의 깨달음을 얻는데 목적이 있다.

강물이 바다의 일부가 되기 위해서 강물로서의 주체성을 버려야 한다. 다양한 깨달음과 이해를 얻기 위해, 완전한 숲의 모습을 보기 위해 다양한 요가가 존재 된 것이다.

카르마 요가는 우리의 행동을 자각하고 카르마가 우리의 인격이나 성품에 미치는 영향에 대해 깨닫게 해준다.

즈나나 요가는 물질 세상에서의 원리와 깨달음을 얻을 수 있도록 도와주는 수단이며, 동시에 미지의 차원에서 가능한 경험에 대한 지식을 준다.

하타 요가는 몸과 마음의 요소인 타트와tattwas를 정화하는 하나의 수단이고,

라자 요가는 영적 깨달음의 영역에 들어가기 위해 수행해야 한다.

만트라 요가는 음류를 통해 무지에서 벗어나게 하며,

라야 요가는 우리의 의식을 높은 차원으로 갈 수 있게 해준다.

초월적 실재를 이해하기 위해서 우리는 자아를 초월해야 한다.

영적 수행의 목적은 자아를 초월적인 존재로 변환시키는 것이다.

수행은 우리가 초월적 존재가 될 수 있는 수단과 방법이다.

명상하라 ❶

눈을 감으십시오. 그러면 주의가 밖으로 나가지 않을 것입니다.

눈을 감으면 저절로 당신이 있어야 할 자리에 있게 됩니다.

눈을 감으면 당신은 바로 미간에 있습니다.

그다음 주의를 그곳에 유지하기 위해 집중해야 합니다.

중요한 것은 주의가 밖으로 흩어지지 않고 미간에 있어야 합니다.

우리는 모두 미간에 존재하고 있으며,

그곳은 영혼과 마음이 의식의 상태에서 함께 묶인 원래 자리입니다.

우리가 무엇에 대해 생각할 때 혹은 어떤 것을 잊어버리고,

다시 그것을 기억하려고 할 때 손은 저절로 이마로 가게 됩니다.

이것은 자연스러운 습관입니다.

뭔가를 기억해내려고 할 때, 또는 깊이 생각할 때, 저절로 미간에 집중하게 되는데,

영혼과 마음의 자리가 미간에 있기 때문입니다.

그러므로 명상은 미간에서 시작해야 합니다.

그곳을 제3의 눈이라고 부르지만,

내면에서 우리가 찾아야 할 눈은 존재하지 않습니다.

그리스도께서는 이것을 집의 문이라고 말씀하셨고,

내면에는 문이 없으니, 단지 설명을 위한 방편입니다.

당신이 집으로 들어가려면, 안으로 들어가는 문이 있어야 합니다.

문이 없으면, 당신이 안으로 들어갈 수 없듯이, 장막이 걷히지 않으면,

당신은 내면에서 아무것도 볼 수가 없습니다.

이것이 제3의 눈 혹은 집의 문이라고 부르는 이유입니다.

당신이 눈을 감을 때 당신은 눈 뒤쪽 어둠 속에 저절로 있게 됩니다.

그냥 눈을 감고 거기에 집중하고 있는지조차도 잊어버리십시오.

저절로 미간에 있게 되므로, 눈을 감고 그 어둠만 보십시오.

그 어둠 속에 머물면서 집중을 하는 것이 핵심입니다.

그저 미간에 머물도록 하십시오.

당신이 미간에 있다는 것은 당신이 그 어둠 속에 있다는 것을 뜻합니다.

당신이 눈을 감을 때, 당신이 있어야 할 그곳에 있습니다.

그곳에 머물면서 집중을 하십시오. 그것은 어둠 속을 바라보라는 뜻입니다.

주의가 어둠 속에 있는 한, 당신은 미간에 있습니다.

그러나 세상 문제들을 생각하기 시작한다면, 당신은 그곳에 있지 않습니다.

주의가 그곳에 있을 때, 당신은 그곳에 있으며,

주의가 그곳에 있지 않다면, 당신도 그곳에 있지 않습니다.

눈을 감고 그곳에 머물면서 집중하십시오.

마음이 바깥 어디론가 흩어지지 않는다면

당신은 틀림없이 미간에 집중하고 있습니다.

물리적으로 무엇인가 찾으려거나 노력하지 마십시오.

그냥 눈을 감고 당신이 있어야 할 그곳에 계십시오.

그렇게 그곳에 머물면서 집중하려고 노력하십시오.

두 눈을 감고 다른 것들은 잊어버리십시오. 마치 잠잘 때처럼, 다 잊어버리십시오.

당신은 그냥 눈을 감고 잠을 잡니다. 그것처럼 눈을 감고 집중만 하십시오.

어떤 특정한 것을 찾으려고 생각한다면 당신의 마음이 이미 밖으로 나간 것입니다.

이마 속 어둠에만 관심을 가져보십시오.

우리가 눈을 감으면 어둠만 보게 되기 때문입니다.

당신의 마음을 그 어둠 속에 고정시키고 집중하십시오.

어둠 속에서 더 특정 부위를 찾으려거나 긴장하게 되면 당신은 길을 잃게 됩니다.

그냥 눈을 감고 저절로 있어야 할 자리에 있게 됩니다. 그때 암송을 하십시오.

혼란은 느낄 필요가 전혀 없습니다. 당신이 눈을 감을 때 자동으로 당신이 있어야 할 자리에 있게 되고, 그곳에 있어야 하며, 그곳에서 고요히 있으면 됩니다.

결코 호흡에 대해서도 생각하지 마십시오. 다 잊어버리고 집중하십시오.

간혹 깊은 호흡이 일어나더라도 괜찮습니다. 의식하지 마십시오.

깊은 호흡을 의식한다면, 당신은 집중력을 잃게 될 것입니다.

육체에 대한 모든 것을 잊으십시오.

명상은 아홉 대문에서 당신의 감각을 회수하여 미간에 집중시키는 수단입니다.

마음이 육체를 떠나 미간으로 머물도록 훈련하고 있습니다.

그것이 명상의 목적입니다.

이완된 마음으로, 고요히 명상해야 합니다.

명상 속에 앉아 있을 때는 자연히 내면으로 들어가고자 하는 열망이 그곳에 있습니다.

그것이 우리가 명상을 하는 이유입니다. 당신은 이완되어야 하며,

긴장 없이 미간에 집중하도록 노력해야 합니다. 때가 되면, 자연스러워집니다.

간혹 기대하지 않았는데도 내면의 광경을 보는 경우도 있고,

때로 많이 원하지만, 아무것도 보지 못하는 경우도 있습니다.

어떤 긴장이나 흥분 없이 기대하지 말고 명상에 임하십시오.

당신은 명상을 위한 시간을 가져야만 합니다.

날마다 명상할 수 있도록 노력해야만 합니다.

'노력'이란 말의 의미는 날마다 명상해야만 한다는 뜻입니다.

명상하라 ❷

영적으로 보면 인간의 몸은 두 부분으로 나누어져 있습니다.

발바닥에서 두 눈까지가 한 부분,

두 눈에서 정수리까지가 또 한 부분입니다.

두 눈을 포함한 낮은 부분은 물질 세상에서 작용하게 되어 있고

미간에서 정수리까지는 영혼과 마음을 더욱 높은 영역과 연결하는 곳으로

육체 안에 있는 보물 창고입니다.

생사의 수레바퀴에서 자유를 얻기 위해서라면

두 눈의 중심으로, 뒤쪽으로 주의를 집중해야 합니다.

외부로 향하는 마음의 성향을 내면으로 향하게 하고

그곳에 집중을 유지하는 것이 명상입니다.

명상을 위한 시간을 가지십시오.

날마다 명상할 수 있도록 노력해야 합니다.

두 눈을 감고 마치 잠잘 때처럼 다 잊어버리십시오.

눈을 감고 잠을 자듯이

그처럼 눈을 감고 미간에 집중하여 '집 안'으로 들어가십시오.

명상하라 ❸

명상을 위한 시간은 언제라도 관계없습니다.

명상하기 좋은 시간을 기다린다면 우리는 결코 명상하기 위해 앉지 못할 것입니다.

모든 시간을 조용히 마음을 정화하는 기회로 삼으십시오.

하루 중 어느 때고 명상할 수 있습니다.

어떤 사람에게는 저녁 시간이 적합합니다. 그때가 안정적이고 명상 후 편히 잠들면

다음 날 힘이 나고 상쾌하기 때문에 제일 좋다고 말합니다.

반면 어떤 사람은 저녁은 너무 피곤해 잠이 들기 때문에

아침이 제일 좋다고 말합니다.

새벽 시간은 모두가 잠들어 있어 바깥 잡음이 들리지 않아

명상하기 좋은 시간이라고 합니다.

아침 이후에 하는 이도 있고 오후에 하는 이도 있습니다.

사실 명상하기 제일 좋은 시간은 자신에게 가장 좋은 시간입니다.

개개인의 일상생활과 책임을 고려해 언제가 가장 좋은 시간인지를 결정하고

가능하면 매일 같은 시간에 앉도록 노력해야 합니다.

어느 시간이 제일 좋은지는 각자 다릅니다.

그러나 명상 후에는 바로 잠들지 않도록 하십시오.

명상하라 ❹

명상을 시작할 때 편하게 앉고 척추와 목을 바르게 하십시오.

턱은 앞으로 내밀지 말고 안으로 조금 당기십시오.

머리가 앞이나 뒤로 기울어져서는 안 됩니다.

눈을 감고 주의는 미간 중심으로 모으십시오.

손은 무릎 위에 편안하게 놓으십시오.

몸 전체가 편안하고 움직이지 않아야 합니다.

명상은 우리의 몸과 마음이 다 관계되는 행동입니다.

자세가 바르지 못하면 명상에 방해가 됩니다.

몸은 움직이지 않고 등은 반듯하게 펴야 합니다.

이 기본자세가 우리의 집중과 건강에 도움이 됩니다.

몸이 계속 움직이면 마음도 따라 움직입니다.

움직이는 유리컵의 물이 고요할 수 없는 것과 같습니다.

몸이 고요하면 마음도 고요합니다.

아픔과 불편을 줄이는 자세를 찾는 것이 중요합니다.

만일 소파나 의자에 앉는 것이 편하다면 그 위치에 앉아서

등을 바르게 펴고 똑바로 앉으면 됩니다.

장시간 불편하지 않고 잠들지 않을 수 있는 자세를 취하십시오.

명상 자세가 우리 몸과 마음을 연결합니다.

마음은 싫어하는 것에 금방 반응합니다.

마음은 싸우고 몸은 안절부절못합니다.

몸과 마음은 속박되는 것을 원치 않으나 우리는 통제해야만 합니다.

시간이 지나면 그들은 분명 순종합니다.

명상하기에 특별히 좋은 장소는 없습니다.

명상에 도움이 되는 편안한 곳을 찾으십시오.

어떤 장소라도 좋으나 같은 장소에서, 같은 시간에 하는 것이 좋습니다.

왜냐하면 같은 장소, 같은 시간에 명상하면 마음이 쉽게 집중할 수 있기 때문입니다.

명상을 위한 장소는 조용하고 혼자 명상하기 좋은 곳이 바람직하지만

생활 여건이 안될 때가 있습니다. 그럴 때는 사람들 앞에서도 할 수 있으며

그것이 다른 사람에게 해가 되지는 않습니다.

그러나 가능하면 사람의 눈에 띄지 않는 곳을 찾으십시오.

> 나무에는 뿌리, 줄기, 가지, 잎, 수피, 수액
> 그리고 꽃과 열매가 있다.
> 이들 각 부분은 독자성이 있지만
> 혼자서는 나무가 되지 못한다.
> 모든 부분이 합쳐져 나무가 되듯
> 이 8단계가 모여 요가를 이루고 있다.

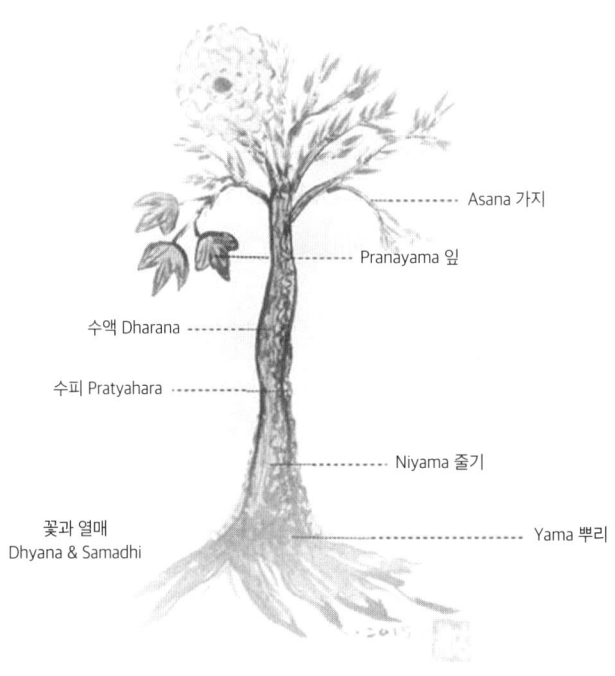

Map of Yoga

24. 요가 앙가스 Yoga Angas

요가에는 일반적으로 알려지지 않은 다양한 면들이 있는데, 이들 대부분은 요가의 길로 점점 더 깊이 들어감에 따라 이해하고 경험할 수 있는 것들이다. 베다 사상이나 우파니샤드 문헌, 탄트라 전통의 각기 다른 사상 중에서도 공통되는 여덟 가지가 존재한다. 그것을 아쉬탕가 요가ashtanga yoga라고 한다.

아쉬탕가 요가에는 야마yama, 니야마niyama, 아사나asana, 프라나야마pranayama, 프라타하라pratyahara, 다라나dharana, 디야나dhyana 그리고 사마디samadhi가 있다. 이 여덟 가지 길은 일반적으로 널리 알려져 있으나, 요가 전통에는 22개의 요가의 길이 있다.

1~8은 야마, 니야마, 아사나, 프라나야마, 프라타하라, 다라나, 디야나, 사마디이고, 다음 9~14까지는 카르마 요가karma yoga, 즈나나 요가jnana yoga, 하타 요가hatha yoga, 라자 요가raja yoga, 만트라 요가mantra yoga, 라야 요가laya yoga의 여섯 가지 요가이며, 마지막으로 15~22는 모든 요가의 길에서 공통되는 나머지 계율들이다.

많이 알려져 있지는 않지만, 마지막 계율들(15~22)은 요가 수행에 상당히 효과적이다.

이렇듯 22가지 요가의 측면을 요가 앙가스yoga angas라고 한다.

<요가 앙가스>

1. 야마	9. 카르마	15. 타르카
2. 니야마	10. 즈나나	16. 티아가
3. 아사나	11. 하타	17. 모우나
4. 프라나야마	12. 라자	18. 데샤
5. 프라타하라	13. 만트라	19. 칼라
6. 다라나	14. 라야	20. 반다
7. 디야나		21. 데하삼야
8. 사마디		22. 드리쉬티삼야
아쉬탕가 요가	**요가 체계들**	**다른 요가 훈련들**

24.1 타르카 Tarka에서 드리쉬티삼야 Drishtisamya

●● 타르카 Tarka : To Know

타르카는 토론과 분석을 뜻하며 우리가 따르는 행법들과 원칙을 이해하는 방법론이다. 타르카는 요가 계율의 중요한 부분으로 수행의 과정을 우리가 어떻게 받아들여야 하는지에 대해 알려준다. 다른 의미로 타르카는 우리가 실천하는 방법과 원칙들을 올바른 관점으로 이해하고 식별력을 가지도록 해주는 삿상satsang이라고도 한다.

●● 티아가 Tyaga : Renunciation

말 그대로 금욕/포기이다. 또는 우리에게 감각적 만족을 주는 것으로부터 분리를 뜻한다. 세상으로, 물질 차원으로 다시 끌려 들어가지 않도록 어떤 욕망도 남지 않는 상태이다. 외부적인 것을 포기하는 것이 아니라, 마음속 욕망의 씨앗에서 분리되는 것이 진정한 티아가이며 진정한 포기이다. 티아가는 물질 세상의 것들로부터 마음을 분리하게 해줄 뿐 아니라 삼스카라와 카르마의 차원에서도 중요한 원칙이다.

●● 모우나 Mouna : Silence

모우나를 통해 영혼의 본질을 알고 경험하는 것이 가능해진다. 침묵은 조화의 상태이며 내면의 하나됨의 표현이다. 말과 소리는 우리 의식과 감각들을 외부로 표현해주는 신체 활동이다. 이 활동을 멈춤으로써 점차 내면화된다. 이것이 모우나의 첫 번째 측면이다.

모우나의 두 번째 측면은 우리 자신을 인지하게 해 준다는 점이다. 모우나는 내면의 조화로운 침묵으로 번역할 수 있는데 모우나의 목적은 두 가지이다.

첫째, 말의 기관과 마음이 외부로 나가는 것을 통제한다.

둘째, 정신적이고 감정적인 흥분이나 동요를 가라앉히고 에너지의 낭비를 막는 데 도움을 준다. 프라나적, 정서적, 지적 영역의 균형을 잡아줌으로써 모우나는 균형 잡힌 인격을 갖게 해준다.

●● 데샤 Desha : Place

데샤는 장소나 위치를 말한다. 외부 환경도 영적 탐구에 도움이 되어야 하므로 장소 혹은 환경은 중요하다. 외부 환경에 방해를 받아 에너지가 분산된다면, 우리의 마음과 행동은 그에 영향을 받게 될 것이다. 그러므로 수행에 도움이 되는 외부 환경이 갖춰진 알맞은 장소를 찾는 것이 바람직하다. 하타 요가 프라디피카 「Hatha Yoga Pradipika」나 게란드 사미타「Gherand Samhita」 같은 요가 경전에서 헌신자들에게 좋은 장소는 깊은 산속이나 정글이 아닌 마을 주변으로, 먹을 것, 잠잘 곳, 보안등의 문제에 너무 신경을 쓰지 않는 곳이어야 한다. 또한 너무

춥거나 덥거나 하지 않아야 하며, 신체적, 정신적으로 편안함을 줄 수 있는 기후를 권장한다. 적절한 장소에 대한 개념은 때와 시대에 따라 달라질 것이다.

자신의 삶에서, 온전한 숙련자가 될 때까지 하나의 길만을 따라 가기로 결정한다면, 최고의 장소를 선택해야 한다. 어떤 곳에서는 뭐든지 정말 열심히 노력해야지만 가능한데, 다른 곳에서는 마치 신이 이끌어 주시는 것 같이 모든 것이 쉽게 일어나는 경우가 있다. 이것이 바로 데샤의 개념이다.

데샤는 영적인 고양과 수행에 이로운 적절한 장소를 찾는 것이다. 아직 그런 장소를 찾기 이전이라면, 영적 계율을 세워 놓고 아슈람의 환경에서 사는 것을 권장하며 그렇게 함으로써 수행을 완성할 수 있을 것이다.

●● 칼라 Kaala : Time

자신을 위한 시간을 정해두고 그 시간 동안에는 다른 사람의 방해를 받아서는 안 된다. 하루 동안 순전히 개인적인 사다나(수행)에 바치는 시간을 두 시간 반 이상 가진다.

●● 반다 Bandha : Psychic Lock

반다는 에너지의 흐름을 차단해 그 차단된 에너지를 한 지점, 미간 중추에 집중시키는 것이다. 아사나 프라나야마와 구별되는 별도의 수행이다.

●● 데하삼야 Dehasamya : Body Stillness

아사나 호흡을 수행할 때 경험하는 고요함과는 다르다. 데하삼야는 서로 다른 조건 속에 있는 육체적인 자각을 계발시킨다. 정상적인 육체 활동 속에서도 고요함이나 균형, 진동에 동조되어 있는 것이다.

●● 드리쉬티삼야 Drishtisamya : Stillness Of Vision

드리쉬티삼야는 눈의 활동과 마음의 활동을 자각하여 더 넓은 시각을 계발하는 것이다. 이 시각(視覺) 안에는 감각과 마음이 사라져 존재하지 않는다. 한 곳에 견고하게 집중되어 있는 고요함이다.

24.2 카르마 요가 Karma Yoga

카르마 요가는 '완전함'을 이해하는데 필수적인 것으로 우파니샤드에서 제일 먼저 언급한 요가이다. 카르마 요가는 베다 전통에서 기술한 바와 같이 요가 계율의 주요한 행법들 중의 하나이다. 카르마는 말 그대로 행위action이며, 의식적으로든 무의식적으로든 세상의 모든 사람들이 행하고 있는 것을 의미한다.

카르마 요가는 또한 동적인 명상의 요가라고도 할 수 있다. 카르마는 많은 것을 의미한다. 삼라만상 모두가 카르마의 법칙에 지배받는다.

철학 용어로 카르마는 최초의 혹은 본질적인 욕망의 씨앗이라는 의미가 있으며, 발전된 카르마의 개념은 이 욕망의 씨앗이 인간의 운명, 생각, 행동 등을 이끈다는 것이다. 카르마 요가의 수행으로 우리는 변화의 과정을 거친다. 전통 문헌에는 카르마를 말, 마음, 생각/지성을 통해 행해지는 것이라고 기록되어 있다. 상호작용/대화는 말의 카르마와 관계가 있다. 카르마는 또한 마음/정신을 통해 행해진다.

●● 인상 : 삼스카라의 수준

카르마 요가의 다음 면은 삼스카라의 수준에 있다. 삼스카라는 아주 특이한 것이다. 그것은 우리가 흡수한 모든 것을 담고 있는 DNA 분자 안에 있는 도서관이다. 하나의 DNA 분자는, 결합된 세상 모든 도서관의 전체 정보를 담고 있다. 삼스카라도 그것과 같다.

삼스카라는, 우리가 내면에 지니고 있으며 수백만 년에 걸쳐 축적된 엄청난 양의 데이터이다. 이 삼스카라들이 마음의 표면으로 올라올 때는 매우 강력하다. 그것들은 식욕으로나 수면욕으로 또는 병의 형태처럼 다양한 형태로 나타날 수 있다. 그것을 인상이라고 한다. 전통에 따르면 삼스카라를 자각하여 없앨 수 있는 많은 방식이 있다.

●● 경험적 깨달음

카르마 요가는 전체적인 자아를 경험하기 위해 아주 효과적이고 유효한 요가이다. 카르마 요가에 다른 요가가 보완될 때, 다른 요가 수행과 더불어 행위를 자각하는 의식이 계발될 때 정화는 저절로 일어난다. 카르마 요가에서 중요하게 여기는 것은 행위 자체가 아니라 행위를 행하는 마음의 틀이다. 행위는 어쨌든 우리의 지식 없이 일어나 우리가 바라든 바라지 않든 우리 삶을 계속 인도할 것이다. 행위는 끊임없이 일어나고 있는 지속적인 절차이며 그에는 자발적이거나 합리적인 통제가 없다. 가장 중요한 것은 행위와 일에 대한 태도이다. 중요한 것은 일 자체가 아니라 행위와 일에 대한 자각인 것이다. 궁극적으로 내면의 변화를 창조하는 것은 이 태도의 변화이다.

●● 행위와 무행위

더 심오한 경험을 위해서는 에고 없는 상태가 계발되어야 한다. 삶에 대한 태도의 변화, 시각의 변화는 에고가 없어지도록 도움을 줄 것이다. 그러므로 충분한 강도로, 우리의 현재 조건과 상황이 허락하는 만큼 에고를 없앰으로써 행위를 이행해야 한다. 에고 없음은 '나는 행하고 있다.', '나는 성취하고 있다.', '나는 하고 있다.'라는 생각을 버리는 것을 뜻한다.

이는 바가바드 기타의 이론이기도 하다. 기타에는 두 가지 요가가 설명되어 있는데 하나는 행위의 요가 그리고 다른 하나는 무행위의 요가이다. 이 두 가지 말은 서로 모순되는 것처럼 보인다. 어떻게 행위와 무행위가 동시에 있을 수 있는가? 행위와 무행위는 우리의 마음의 태도와 관련이 있다.

카르마 요가의 다른 측면은 삼스카라samskara의 수준에 있다. 카르마 요가를 실천/수행하는 동안 내적 순화의 과정을 거친다. 요가는 완전함total self을 경험하는데 아주 효과적인 수행법이다. 카르마 요가가 다른 요가들의 수행법과 더불어 발전될 때 내적 순화는 자연스럽게 따라오며 더 강력한 도구가 된다.

카르마 요가의 중요한 것은 행동이나 행위 자체가 아니다. 그 행위를 할 때의 마음가짐이다. 카르마 요가의 첫 번째 특성은, 효율성이다. 두 번째 특성은, 평정심이다. 세 번째 특성은, 기대하지 않음이며, 네 번째 특성은, 에고가 없는 것이다.

바가바드 기타에는 '에고로부터 자유로운 사람, 선과 악의 느낌에 동요가 없는 사람은 올바르고 정의로운 선의 길을 걷는다.'라는 아름다운 표현이 있다.

다섯 번째 특성은 버림이다. 욕망이 없는 사람이 진정으로 포기, 즉 버릴 줄 아는 사람이다. 카르마 요가의 여섯 번째 특성은 다르마 즉, 모든 행위를 의무로 받아들이는 것이다.

●● 구나들(특질들)

바가바드 기타에 의하면 창조적인 힘에는 세 가지 속성이 있다. 순수함, 열정과 관성이 그것이고, 각각의 속성을 사트바sattwa, 라자스rajas, 타마스tamas이다.

사트바Sattwa : 진리, 단순함 그리고 행위에 있어서의 균형의 상태이다.

- 순수함
- 학습과 지각의 핵심적인 힘
- 봉사할 기회를 찾을 수 있는 식견
- 균형, 가벼움, 명확한 인식, 단순함
- 지식을 구하고 습득하는 것
- 명료하며 직관적이고 현명한 사고

- 믿음에 기반한 긍정적인 감정

라자스Rajas : 에고가 수반된 역동적이고 활력 있는 상태

- 열정
- 세상에서 몸과 마음으로 활동하고 계획하는 모든 힘의 기반
- 변화, 운동, 힘, 움직임
- 이성적이고 합리적인 사고
- 만사가 잘 될때는 긍정적인 감정 상태
- 개인적 야망, 에고, 노력, 추진력
- 욕망과 야망을 실현하기 위한 동기 부여

타마스Tamas : 타성적이고 무지한 상태

- 타성적
- 피로, 둔함, 냉담함, 꼼짝 못하는 상태
- 불순함, 질병, 무지, 어두움
- 생존에 급급한 제한된 비전
- 비합리적, 편협하고 맹목적 사고
- 생존에 기반한 부정적 감정 상태
- 방어적이고 해로운 행위

카르마 요가에서 명상적 절차를 성취하기 위해서는 현상 세계의 면들이나 특질들 또는 성질인 구나를 자각해야 한다. 이 면들은 세 가지 범주, 곧 타마식(타성 또는 무지의 상태), 라자식(충분한 에고의 개입과 결합된 활력과 활동의 상태), 사트빅(행위에서의 단순성과 평정)한 것들로 구분된다.

행위에서의 단순성은 우리가 발전시키려 하고 있는 사트빅한 카르마이다. 성장 과정에 우리는 마음의 타마식한 원형이나 틀로부터 시작한다.

타마식한 행위는 성질상 미혹적이다. 그것은 자기만족을 위해 행해지며 누차 다른 개인에게 해를 준다. 그것은 제한된 시각과 개념을 가진 행위이며 무지(아비디아)의 상태에 속한다. 이런 다양한 사상들과 개념들이 겸해질 때 비로소 우리는 카르마 요가를 수행하고 있다고 말할 수 있다.

성경에는 뿌린 대로 거두리라라는 구절이 있는데 이런 체계와 사상 속에서 인간

은 삶을 피하면 안 되고, 삶 속으로 피해야 한다. 이것이 카르마 요가이다.

카르마는 환생이라는 교의와 함께 요가 철학에서는 매우 중요한 부분이다. 산스크리트어 크르kr에서 유래한 카르마는karma는 모든 행위자는 자신의 행위에 대한 정확한 과보, 혹은 보상을 받는 다는 것을 뜻하는 자연의 법칙을 말한다. 인과의 법칙이라고도 하고, 물리학에서는 보상, 균형 또는 평형의 법칙이라고 한다. 법학에서 그것은 정의의 법칙이다. 윤리학에서는 민법과 형법에서처럼 상벌의 기초, 즉 옳고 그른 행위를 정하는 결정적인 원리이다. 노동의 고용에서 그것은 공평한 임금의 원칙이고, 물물교환에서는 공평한 거래가 기본이다. 영성학에서는 이러한 것들을 카르마라고 하지만 똑같은 보상의 법칙이다. 카르마의 분류는 다음과 같다.

프랄랍드 카르마Pralabdh Karma : 전생

크리야만 카르마Kriyaman Karma : 현생

신칫 카르마Sinchit Karma : 모든 카르마가 저장되어 있는 곳

●● 프랄랍드 카르마

우리 자신의 과거생의 행위의 결과로써 현생에서 우리에게 할당된 카르마로, 이 카르마로 인해 현재 우리는 인간의 생을 얻게 된 것이며 운명적으로 할당된 이 카르마를 따라서 우리는 좋거나 나쁜 카르마들을, 상황들을 다시 만나고 있다. 운명 혹은 프랄랍드 카르마는 우리들이 과거 생에 심은 것이고 금생에 수확해야 하는 것이다. 과거에 무엇을 했던 우리의 운명의 카르마가 되었고 이생에 치러야 한다. 운명은 우리가 타고난 것, 우리가 살아있는 동안에 마주해야 할 어떤 것이다. 이것의 또 다른 이름은 숙명이다.

우리는 우리 스스로가 뿌린 것을 거두고 있으며, 또한 미래를 위해서 뿌릴 수 있는 선택권이 있기도 하다. 그러나 우리는 옛것을 수확하고 있는지, 새로운 씨앗

을 뿌리고 있는지를 구별할 수가 없다. 그러므로 최선의 의도와 최선의 능력으로 좋은 행위만 하려고 해야 한다. 그런데도 우리가 바라는 대로 일어나지 않는다면 그것은 프랄랍드, 즉, 운명이라고 추정할 수 있다.

●● 크리야만 카르마

이 현생에서 우리가 행하고 있는 행위의 결과로부터 구성되는 새로운 카르마를 말한다. 우리에게 운명적으로 정해진 카르마를 만나는 동시에 우리는 다음 생에서 만나게 될 새로운 카르마들을, 혹은 비축되어 있다가 미래의 어느 생에선가 만나야 할 카르마들을 계속해서 창조하는 것이다.

"그대가 뿌린 대로 거두리라."는 성인들의 말씀대로 우리는 자신의 행위의 결과 때문에 행복이나 불행, 쾌락이나 고통, 높거나 천한 지위 등을 경험하게 되며 사람의 몸을 다시 받거나 잃기도 한다. 우리가 현생에서 만들고 있는 새로운 카르마를 말한다.

●● 신칫 카르마

카르마의 저장분이다. 과거 생들에서의 행위의 결과로부터 쌓여진 카르마로, 아직 그 대가를 치르지 않은 혹은, 대가를 치르도록 아직 할당되지 않은 잠재적인 카르마를 말한다. 매 생 마다 한 생에 모든 것을 갚는 것이 불가능해서 신칫 카르마에 엄청난 빚을 모으기 시작했으며, 많은 세월 동안, 매 생마다 더해 오고 있다. 그리하여 저장 또는 신칫 카르마라는 무더기 카르마가 있다. 영적 수행을 통해 운명 자체를 바꿀 수 있다고 말하기는 어렵지만 균형을 많이 잃지 않고 분명히 담대하게 맞설 수는 있을 것이다. 개인의 운명 즉, 카르마를 이해하고 통찰한다면 고통의 원인과 그 원형들을 찾을 수 있다.

그리고 우리에게 필요한 것은 '명상'이다. 프라나야마, 즉 호흡은 명상으로 가는 징검다리 역할을 한다. 명상을 통해 우리 고통의 원인을 소멸함으로써 고통의 원형도 사라질 것이다.

우리는 자신이 행한 좋은 행위의 결과들로 인해 행복이나 쾌락을 경험하게 되며 악한 행위로 인해 고통이나 괴로움을 경험하게 되는데 왜냐하면 우리가 행한 생각이나 말, 행위의 모든 결과를 우리는 스스로가 감내해야만하기 때문이다. 행위를 비밀스럽게 한다고 행위의 결과로부터 결코 도망칠 수는 없다. 다른 사람들이 그것을 알든 모르든 언젠가 그 행위의 결과는 반드시 자신에게 되돌아오게 되어있다.

그러므로 우리는 분명한 한 가지를 깨달을 수 있는데 어떠한 불행이나 고통, 괴로운 경험도 모두가 자신의 행위에 대한 결과라는 것이며, 그러므로 그 누구를 탓해서도 안 된다. 악한 생각이나 말, 행위로부터 좋은 결과를 기대할 수는 없다. 그것은 가시나무를 심어놓고 달콤한 열매를 기대하는 것과 마찬가지이다. 다음은 카르마와 관련된 예화이다.

> 태어날 때부터 앞을 볼 수 없었던 드리트라스트라 왕은 주 크리슈나에게 과거생의 어떠한 카르마가 원인이 되어 자신이 앞을 볼 수 없는 것인지를 물었다.
> 그는 영적으로 진보한 영혼이었으며, 때문에 과거의 일백 생을 스스로 다 볼 수가 있었으나 자신이 장님으로 태어나야만 하는 이유를 찾지 못했다.
> 이때 주 크리슈나는 자신의 영적 능력으로 왕이 과거 일백 생을 너머 그 이전의 생을 볼 수 있도록 도와주어 어떤 행위 때문에 이생에서 장님으로 태어나게 되었는지를 깨닫게 해 준다.

이렇듯 카르마의 법칙이란 단 한 점의 오차도 있을 수가 없다. 수많은 생 이전에 행하여 잠재되어 있는 카르마일지라도 우리는 그것에 대가를 반드시 치러야만 한다.

카르마의 법칙은 쉬지 않고 작용하고 있으며 때로 어떤 카르마의 대가는 백생,

아니 천생이 지난 다음에야 받게 되는 경우도 있다. 우리는 우리가 끊임없이 만들어내는 카르마대로 또 다시 고통스런 생과 사를 반복해야만 하는 것이다.

> 우주에서 인간으로 태어나는 것은 참 드문 일이다.
> 다르마/법(法)를 듣는 것은 더 드문 일이다.
> 그 가르침을 받아들이는 것은 더 드문 일이다.
> 그 가르침에 따라 행동하는 것은 한층 더 드문 일이다.
> 그 가르침의 진실을 깨닫는 것은 한층 더 드문 일이다.
> 깨달음에 대해 듣는 것조차 이미 더없이 드문 선물이다.
> 일찍이 깨달음에 대해 들은 사람은 그 어떤 것에도 만족하지 않는다.

24.3 즈나나 요가 Jnana Yoga

두 번째 요가는 즈나나 요가로 우파니샤드 사상에서는 명상의 상태와 직관적인 능력을 얻기 위한 수단으로써 묘사되어 있다.
즈나나, 글자 그대로의 의미는 '지식과 지혜'라는 뜻이다.
요가의 정의는 명상적인 자각의 과정을 말한다. 궁극적인 결과는 직관력을 갖는 것이다.
선입관의 한계를 제거함으로써 근원과 더 가까이 갈 수 있도록 해주는 것이 직관력이다. 강도 높은 자기 탐구의 하나인 명상요가라고도 할 수 있다.
즈나나 요가의 시작은, 아무것도 믿지 말고 받아들이지 않는 것이다.
즈나나 요가의 본래 목적은 이론적인 지식을 없애고 실제적이고 경험적인 지식과 이해를 갖추는 것이다. 따라서 즈나나 요가의 시작은 자기분석이다. 신체적, 정신적, 정서적, 그리고 지적인 자기 분석은 즈나나 요가 기술의 일부이다.
요가의 속담이다.
"학자들은 매일매일 뭔가를 얻지만, 즈나나 요기들은 매일매일 잃는다."
일반적으로 즈나나는 지식이라고 알려져 있다.
요가에서의 즈나나의 개념은 '내맡김'이다.

> 모든 사람의 몸은 도시이다.
> 너의 마음은 왕국이고,
> 너의 품성은 임금님이다.
> 다섯 대문은 밖에 있고,
> 지(智)의 대문은 내면에 있다.
> 임금님이 왕궁에 있으면 본성은 깨어있고,
> 본성이 사라지면 임금님도 사라진다.
> 몸 밖에서 찾지 말라.
> 본성이 어두우면 부처인 내가 중생이고,
> 본성이 밝아 깨달으면 중생인 너는 부처이다.

24.4 하타 요가 Hatha Yoga

하타 요가는 신체적, 정신적 조화/균형을 얻기 위한 수단이다. 요가 문헌에서 하타라는 단어는 함ham과 탐tham이라는 만트라의 조합이며, 함은 핑갈라 나디

pingala nadi를 탐은 이다 나디ida nadi에 해당한다. 하타 요가라는 용어는 이 두 힘이 균형이 맞는 요가를 의미한다.

하타 요가를 이해하기 위해서는 먼저 프라나가 무엇인지를 알아야 한다. 프라나는 호흡과 관련되어 있으며, 고유의 생명 에너지이다. 물질은 프라나 에너지의 가장 밀도가 높은 형태이다. 전통적 구조에서 보면, 하타 요가의 수행법은 원래 네티neti, 다우티dhauti, 바스티basti, 나울리nauli, 카팔라바티kapalabhati, 트리타카tritaka, 여섯 개의 사트 카르마로 나뉜다.

사트는 '여섯'을 의미하고 카르마는 '행위'를 뜻한다.
하타 요가의 구조는 체계적이며 수행의 순서는 아주 정확하다.
제일 먼저 신체적인 정화인데, 세 가지 방법론이 있다.
첫째, 뇌의 정화를 돕는 코의 정화법으로써 네티neti의 기술이다.
둘째, 식도에서 위장까지의 소화계열의 정화법으로써 다우티dhauti이고,
셋째, 소장과 대장의 관장 혹은 바스티basti라고 불리는 배설 기관과 연관된다.
하타 요가의 이 세 가지는 인간의 신체와 관련이 있다.
병이 나고 아픈 것은 몸의 기(에너지)를 잘못 사용하거나 균형이 맞지 않기 때문에 발생한다.

하타 요가 전통적인 체계에는 이해하고 따라야 할 여러 가지 규칙들이 있다.
환경과 습관이 불순하면 앞서 말한 방법들을 실천해도 그 순수함이나 청결함을 얻을 수 없다. 하타 요가에는 행법을 위한 주거 환경과 장소에 대한 규칙도 있다. 물론 식이요법에 대한 규칙도 있기 때문에 진보를 위해서는 규칙을 잘 준수할 필요가 있다.

⟨하타 요가의 규칙들⟩

• 정화/청결 Shaucha : Cleanliness

하타 요가와 아쉬탕가 요가 두 가지 모두에서 한 가지 공통된 규칙은 샤우차 즉, 몸의 청결이다. 니야마niyama로써 지켜야 하는 계율이다.

• 자연스러운 환경 Natural Environment

당신이 숨쉬는 공기가 깨끗하고, 마시는 물이 오염되지 않고 시끄럽지 않은 곳이어야 한다. 하타 요가 프라디피카에서 이러한 점들이 잘 설명되어 있다.

• 균형 잡힌 식이 요법 Mitahara : Balanced Diet / 채식

순수하고, 간소하며 최대한 올바른 식이요법은 하타 요가의 과정에 필수적이다. "우리가 땅을 잘 가꾸면 땅이 우리를 먹여줄 것이다. 우리 몸을 잘 먹여야 몸이 우리를 먹이는 것이다."

아유르베다와 하타 요가의 이론 모두에서 올바른 소화 기능을 유지하고, 소화 기관계를 활기차게 만들기 위해서는 적절한 양의 음식을 소비해야 한다고 전한다. 적정량은 위장의 크기에 비례하여, 50% 고형물, 25% 유동물, 25%의 빈 공간을 보유해야 한다.

사실 이 세상에서 살생 하지 않고 존재한다는 것은 불가능하기 때문에 성인들께서는 우리에게 엄격하게 채식을 지켜나가라고 권하신다. 채식을 해야 하는 이유는, 채식은 우리가 건강하게 생활할 수 있게 도와줄 뿐 아니라 오직 한 가지 활동 요소인 수(水)로만 이루어져 있는 과일이나, 채소의 생명만을 취함으로써, 우리가 지게 될 짐을 가장 적게 해주기 때문이다. 채식을 통해 일생동안 짓게 되는 업의 부담을 가능한 최소화할 수 있는 것이다. 우리는 이미 너무나 많은 업을 쌓아왔기 때문에 남은 일생동안 그 짐을 더 늘려가지 말고 줄이도록 노력해야 한다.

• 비폭력 Ahimsa : Non-Violence

하타 요가에서 따라야 하는 니야마/아힘사이다.
요가적 의미는 생각이나 언행, 태도에서 폭력성이 아예 존재하지 않는 것이다.

• 아사나와 프라나야마 Asana and Pranayama

우파니샤드 문헌에서 규정된 4개의 행법들은 아나사의 명상적 그룹에 포함된다. 싯다아사나, 파드마아사나, 바즈라아사나, 심아사나는 신체의 다른 부분들의 압력이나 자발적인/무의식적인 반다bandhas를 창조하기 위한 더 높은 수준의 행법들을 위해 사용된다.

• 반다와 무드라 Bandha and Mudra

요가 문헌에 나와 있는 세 개의 반다는 잘란다라 반다jalandhara(chin lock), 우디야나 반다uddiyana(abdominal lock), 물라 반다moola bandha(perineal lock)이다. 반다의 목적은 쿤달리니의 상승과 프라나들의 각성을 책임지고 있는 차크라의 각성이다.

반다 후에는 무드라이다. 많은 종류의 무드라가 존재하는데 크게 나누어보면, 특정한 감정이나 정서, 사건들을 표현하는 댄스 무드라인 나트야natya가 있고, 체내 프라나의 흐름을 연결하거나 바꾸는 요가 무드라들이 있다. 무드라 다음으로 아마롤리amaroli가 오는데, 이는 자신의 소변을 마시어 체내의 독소를 제거하고 정력과 활력을 키우기 위한 과정이다
아마롤리 다음으로 오는 것이 학문적인 지식이다. 그 의미는, 하타 요가에서 수행하고 있는 방법과 체계를 자각하고 이해하기 위해 공부하는 것이다. 하타 요가의 행법과 연관된 법칙을 알고, 하타 요가는 기계적으로나 무의식적으로 행하는 것이 아니라는 점을 기억해야 한다. 지금 하타 요가의 기술을 익힌다면, 지금 체

내에서 어떤 변화가 일고 있으며, 앞으로 어떤 변화가 생길 것인지 알아야 한다. 새로운 일이 발생해도 그 단계를 극복할 수 있는지에 대해서도 알 수 있어야 한다. 이러한 것들이 요가 논문에 설명된 하타 요가의 개념들이다.

몸은 존재가 들어 있는 그릇이다. 심신의 안정을 이루기 위해서는 먼저 생리학 측면에서 육체를 봐야한다. 요가의 자세asana들은 근골격계, 신경계, 내분비계의 활성화를 통해 신체에 충만한 에너지를 공급해 주고 동시에 부교감 신경계를 활성화해 깊은 마음의 휴식과 평화를 가져다준다. 몸 안에 실험실로 들어가서 몸이 무엇인지부터 알아야 하는데 그렇게 하려면 몸 안에 앉아 외부의 문을 닫고 (감각 회수) 내부의 문을 열어 영혼의 자리에 집중해야 한다. 아래는 우리 몸에 대한 옛 성인들의 말씀이다.

> 이 동굴 속에는 고갈되지 않는 보물이 있으며
> 무한하신 창조자께서도 그 안에 거주하시네.
> 이 진흙 그릇(몸) 안에는 아름다운 정원들과 정원사도 있다네.
> 진정한 사원(몸)으로 난 들어갔네.
> 내 집안에서 난 내 사랑을 찾았다네.
> 이 집안에 모든 것이 있으니 그 무엇도 밖에는 없네.
> 밖에서 구하는 사람들은 미혹 속에 있다네.

몸은 우주의 축도 안에 대우주를 지니고 있는 소우주이다. 몸 안의 구조는 12층의 집으로 비유할 수 있으며 크게 두 부분으로 나눌 수 있다. 첫 번째는 두 눈 아랫부분으로 '핀다pinda'라고 하며 여섯 차크라가 있고 두 눈까지 뻗쳐 있다. 두 번째는 두 눈 윗부분으로 '안다anda'와 '브라만다brahmanda' 뿐만 아니라 더 높은 영역들도 있다.

성인들은 우리의 이 몸을 '아홉 문의 집' 혹은 '열 대문 집'이라 부른다. 아홉 대문이 밖을 향해 열리면 우리의 에너지가 외부로 흩어진다. 아홉 문은 우리의 두 눈, 두 귀, 두 콧구멍, 입 그리고 아래의 두 출구이다. 열 번째 문은 두 눈 뒤의 눈 중추에 있다. 이 대문이 내면에 있는 궁궐로 가는 길이다.

> *조용히 구석에 말없이 앉아*
>
> *끊임없이 그대 안에서 일어나는*
>
> *다섯 선율을 들으라.*
>
> *아홉 대문을 닫고 그대 마음을 헤매지 않게 하라.*
>
> *그대를 영원한 집으로 이끌어주는 열 번째 문으로 들어가라.*

24.5 라자 요가 Raja Yoga

라자raja라는 의미는 왕 즉, 높은 수준의 요가라는 뜻이다. 라자 요가라는 말은, 인간의 자아 탐구의 결과로 여러 요가 스승들과 현인들에 의해 생겨난 용어이다. 라자 요가의 기본적인 주제는 인간 본성에 내재해 있는 잠재력을 계발하는 것이다. 쿤달리니라고 부르는 우리의 내재된 잠재력을 깨우려는 기본적인 욕망, 이 내면의 각성/깨달음을 달성하기 위해 우리는 겹겹이 둘러싸인 인격을 통과하고 벗겨내야 한다. 이를 위한 가장 효과적인 방법이 라자 요가로 전해져왔다. 라자 요가의 목적이 정신적인 잠재력을 일깨우고 경험하기 위해 잠재되어 있는 인격의 깊은 곳까지 가는 것이기 때문이다.

라자 요가는 바히랑가bahiranga와 안타랑가antaranga 두 개의 그룹으로 나눈다. 첫 번째 그룹은 외적인(바히랑가) 요가로 네 개의 단계인 야마, 니야마, 아사나, 프라나야마로 구성되어 있다. 이들은 세상과의 상호관계, 이름이나 형태, 생각 등에 대한 개념 등에 연관된 외부적인 성격, 행동들을 변화시킬 수 있다. 라자 요가의 처음 네 개의 단계는 외부적인 자극이나 환경에 의해 영향을 받는 브릿티 vritti 즉, 변형 등을 우리가 조절할 수 있는 외부적인 측면이다.

라자 요가의 다음 네 단계인 프라타하라, 다라나, 디야나, 사마디는 내적인(안타랑가) 요가 구성 요소들이다. 안타랑가 요가는 관찰, 분석, 숙고, 명상, 성취 등의 정신적 과정에 관한 것이다. 네 단계는 인상이나 브릿티의 정보가 의식으로 들어가는 것을 막아준다.

전통에 따르면 쿤달리니 요가와 크리야 요가, 그리고 나다 요가, 라야 요가, 만트라 요가와 같은 다른 진보된 요가들은 모두 라자 요가의 부분을 형성한다. 서로 다른 유형의 이론, 행법, 원리의 혼합에도 불구하고 라자 요가의 절차는 아주 단순하게 남아있다. 내적인 잠재력을 발견하기 위해서는 라자 요가의 첫 번째 면인 자기수용의 수준에 이르러야 한다.

라자 요가의 첫 번째 단계는 자기 순응/수용이다. 요가에 따르면 죄악은 삶과 행동에 있어서의 조화롭지 않은 방식이라 정의되어 있고, 죄책감은 조화롭지 않은 삶과 행동에서 초래된 결과이다.

죄의식 피하기

라자 요가에 따르면 자기수용이 어려우면 육체적 · 심리적 · 정신적 · 감정적인 모든 병의 근본적인 원인이 된다. 분노를 예를 들면 일반적으로 도덕적으로는 화를 내서는 안 된다, 화를 내는 것은 나쁘다라고 말한다. 그러나 우리 삶에는 일정한 자연스러운 표현들이 있으며 분노는 그 가운데 하나이다.

분노는 때때로 어떤 식으로든 인지되어야 하는 갇힌 에너지를 위한 안전밸브이다. 만일 그 안전밸브가 열리지 않아 에너지가 내부에 꽉 찬 채로 남아있다면 압력이 다른 출구를 찾을 것이다. 아마도 고혈압이나 심장질환 또는 근심의 형태가 될 것이다. 그러나 밖으로 드러나는 것은 분노와 같은 부정적인 감정의 표현으로 죄의식의 느낌이 따라 붙는다. 조화로운 삶에서는 죄의식이 경험되어서는 안 된다.

삶이 조화롭지 않을 경우 죄의식이 생기며 그다음에는 열등의식이나 우월감이 생기고 그다음에는 높은 신분과 낮은 신분의 삶과 일에 대한 생각, 그리고 다음에는 걱정과 근심으로 버겁다는 생각이 일어난다. 그것은 모두 죄의식의 면에서 온다. 요가에 따르면 죄는 조화롭지 않은 삶과 행동 방식으로 정의된다. 죄의식은 그 조화롭지 않은 삶과 행동 방식의 결과이다.

두 번째 단계는 다르마dharma이다. 다르마는 우리가 삶에서 해야 하는 자연스러운 역할이다. 우리는 자신을 바르게 이해해야 한다. 우리의 마음과 본성/본질 등 자신을 인식하기 위한 다양한 정신적 변화들이 라자 요가에 설명되어 있다.

마음의 네 가지 면

마음은 크게 네 부분으로 나뉘는데 이것을 네 가지 속성 혹은 특질도 볼 수 있으며 내면의 행위양식을 뜻한다. 네 가지는 마나스manas, 칫타chitta, 붓디buddhi, 아한카르ahankar이다.

- 마나스 : 마음의 재료이다. 후각, 미각, 총각, 촉각으로 인상을 받아 등록하는 것이 마나스의 역할이다. 마나스의 주 기능은 '음미'이다. 마나스는 음미하거나 즐기며 또 좋아하

지 않는 것은 거부한다. 이 모든 반응은 자동적이며 즉각적이다. 그 다음 마나스는 자신이 발견한 것을 최종적으로 판단하기 위해 붓디에게 넘긴다.

- 칫타 : 모양, 아름다움, 빛깔, 리듬, 조화, 균형 등 인식을 담당한다. 칫타는 인식의 도구로서 대부분은 눈을 통해 인상을 받아들인다. 그 뒤 칫타는 자신이 발견한 것을 붓디에게 넘긴다. 칫타가 반응하는 절차 또한 화학 반응처럼 규칙적이고 자동적이다.

- 붓디 : 고유의 지성의 힘. 주로 생각을 만들어낸다. 붓디는 분별하고 결정하며 그 후 모든 판단을 아한카르에게 넘긴다.

- 아한카르 : 붓디가 넘겨준 정보를 받아 명령을 수행한다. 아한카르는 마음의 집행부라고 할 수 있다. 또 개인으로서 나이며 스스로를 다른 모든 것과 차별화하는 기능이다. 과장되면 허영심, 자기중심주의가 되는 기능이다.

이 네 가지가 영역에서 정상적으로 작용하고 있을 때 원래의 의도대로 일을 하고 강력한 도구가 될 수 있지만 기능에 최소 하나라도 이상이 생기면 파괴적이 된다.

고통과 쾌락

다섯 가지 조미료 또는 브릿티는, 의식의 영역, 더 정확히는 현재적인 마음, 안타카라나, 앞에서 살펴본 마음의 네 가지 면 곧, 마나스 · 붓디 · 칫타 · 아한카르의 영역에 속한다. 브릿티들이 혼합된 정도와 특질에 따라, 그리고 우리의 인식과 이해와 상황에 따라 우리는 두 가지 유형의 경험, 곧 고통의 경험과 쾌락의 경험을 가질 수 있다. 고통과 쾌락의 경험은 마야maya/환영이라고 한다. 그래서 브릿티는 마야의 면, 자기정체성에 대한 그릇되거나 거짓된 관념이다.

바이라기아Vairagya : 무집착

브릿티vritti라는 말은 '원형적 움직임'을 뜻하는 산스크리트어 브릿타vritta에서 파생되었다.

원형적 움직임은 강가로 퍼지는 물결의 예를 상기해보면 된다. 또 끝없는 시작이나 시작 없는 끝을 나타내기도 한다. 우리는 언제나 그 원 안에 사로잡혀 있다. 그것을 잘라낼 수 있는 날카로운 도구를 이용할 때까지 탈출은 있을 수 없다. 바가바드 기타에 따르면, 바이라기아, 무집착이 브릿티들과 우리의 물질주의적이고 관능적인 삶의 뿌리를 잘라줄 날카로운 도구이다.

프라마나Pramana : 바른 지식

라자 요가에서 첫 번째 브릿티는 프라마나로서 이는 우리가 인식하는 그리고 마음속에 어떤 종류의 거짓된 관념도 창조하지 않는 현존하는 사실, 상황, 사건들에 대한 직접적인 경험이나 자각에 근거한 지식이다. 참된 것으로 여겨지는 지식은 (1) 직접적인 인식, (2) 추론, (3) 증언의 원천들에서 파생된다.

비칼파Vikalpa : 공상

세 번째 브릿티는 '근거 없는 믿음', '상상' 또는 '공상'을 뜻하는 비칼파이다. 비칼파는 어떤 종류의 대상도 없는 것이다. 그것은 자신의 마음속에서 스스로 만들어진 생각의 영역을 다룬다. 파탄잘리에 따르면 비칼파는 둔한 마음의 증상이기 때문에, 아주 흥미로운 브릿티이다. 어떤 사람들은 여기서 반대를 제기하여, 상상은 창조적으로 이용될 수 있으며 아주 건설적인 절차가 될 수 있다고 말한다. 뭔가를 공상하거나 상상해서 나중에 자신들의 생각이나 개념 또는 발상을 현실로 바꾼 과학자들의 예를 우리는 들 수 있다.

니드라Nidra : 수면

네 번째 브릿티는 니드라이다. 처음 세 브릿티는 성격상 외향적이지만, 네 번째 브릿티인 니드라는 성격상 내향적이다. 니드라의 상태에서는 외부 세계의 인식이 내면화되어 감각이 외부적으로 봉쇄된다. 외부적 환경, 몸과 마음의 인식은 의식적으로도 무의식적으로도 인지되지 않는다. 요가 수트라가 이야기하는 수면은 꿈의 상태가 아니라 꿈 너머에 있는 상태이며, 동요도, 어떤 종류의 정신적 기능에 대한 경험도 없는 깊은 수면이다. 모든 종류의 자극이 완전히 봉쇄된 이 깊은 수면 상태는 브릿티로 알려져 있다.

스므리티Smriti : 기억

기억(스므리티)은 다섯 번째 브릿티이다. 기억은 일반적으로 의식적인 것과 잠재의식적인 것, 두 범주로 분류된다. 요가는 여기에 무의식적인 기억을 덧붙인다. 이 기억의 면은 감각 경험과 관련된다. 요가 수트라에서는 기억을 '인식의 장에서 벗어나기 위해 마음과 감각으로 들어오는 경험을 허락하지 않는 기능'으로 정의했다. 태어나는 시간부터 죽는 날까지 우리가 날마다 생활에서 경험하는 것은 무엇이든 저장되고 사진 찍혀 유지된다. 기억(스므리티)을 의식적인 활동으로 여기면 붓디(지능)가 중요한 역할을 한다. 정보를 의식적으로 처리한다는 의미에서가 아니라 하나의 사건과, 그것이 어떻게 개인에게 영향을 주는지, 그리고 개인이 당면한 행위를 취할 것인지 아닌지를 인지한다는 의미에서 기억(스므리티)을 의식적인 활동으로 여길 때 붓디(지능)는 중요한 역할을 한다.

야먀Yama

라자 요가의 첫 번째 측면은 야마 yama로써 '행위에 대한 도덕률'로 번역되지만 사실은 '요가적 자기 통제'라는 의미이다.
야마 즉, 외적 계율은 1) 사트야satya 진실함, 2) 아힘사ahimsa 비폭력, 3) 아스테야asteya 정직, 4) 아파리그라하aparigraha 무소유, 5) 브라마차리야 brahmacharya 금욕/독신이다.

1. 사트야, 진실함은 개인이 상호작용하는 동안 외적 행동에서 반영된다. 진실한 마음의 상태는 우리의 내적 표현들과 그 경험들의 순수함과 조화를 나타낸다.
2. 아힘사, 비폭력은 우리의 행동에서의 폭력성을 없애는 단순한 외적인 행위를 뜻하는 것이 아니라 우리 안에 잠재되어 있는 성격에서의 폭력적인 자질까지도 없애는 것을 의미한다. 폭력성이 없으면 타마스한 성격이 사트빅한 성격으로 변모된다.
3. 아스테야, 정직은 세 번째 야마이다.
4. 아파리그라하, 무소유는 무집착을 의미한다. 집착이나 자기 동기 부여가 남아 있는 곳에서는 언제나 소유욕이 존재한다.
5. 브라마차리야, 금욕 혹은 독신주의라 번역되지만 실제로는 '높은 의식으로 살아가는 사람'

을 의미한다. 더 높은 의식의 자각으로 우리 자신을 세운다는 뜻이 브라마차리야이다.

니야마Niyama

니야마에도 다섯 개의 항목이 있다. 야마가 사회적이고 외부적인 관계 즉, 상호작용을 조화롭게 만드는 것이 목적인 반면 니야마는 개인의 내적 삶에 있어 계율에 대한 자제심을 만드는 것이 목적이다. 니야마는 다음과 같다.

1) 사우차shaucha/청결 – 첫 번째 니야마이다. 신체적인 청결과 생활 주변과 환경적인 청결은 물론이고 마음속 정화의 느낌을 창조하는 것도 포함된다.

2) 산토샤santosha/만족심 – 만족은 우리가 무엇을 얼마나 가지고 있든지 행복할 수 있는 것을 의미하며, 이 관점은 만족의 지속적인 상태를 유지하여 영적인 삶에서의 만족감도 존재해야 한다.

3) 타파스tapas/금욕 – 금욕은 더 승화하기 위해 변화나 변모의 과정을 따르는 것을 의미한다. 금덩이를 녹여 불순물들을 제거하고 순수한 금만을 채취하는 과정처럼 어떤 물질의 정수를 찾아내는 것이라고 정의할 수 있다. 요가에서는 이 타파스의 과정을 통해 우리 안의 불순물을 제거하고 진정한 본질만 드러나도록 만든다.

4) 스와디야야swadhyaya – 자기연구라고 번역되는데 자신의 인성에 대한 분석과 이해를 의미한다. 개개인의 자질과 특성 그리고 강점과 약점 등을 인식함으로써 진정 '내가 누구인지?'를 깨달아 가는 것이다. 스와디야야는 때때로 경전 읽기로도 이해된다. 그러나 요가의 개념은 아니다. swa는 '자신self'을 의미한다. 스와디야야는 삶에서 비밀이 없는 사람이 되

기 위한 자신의 인성 혹은 성격에 대한 연구이다. 우리가 하나의 책인 것처럼, 우리의 삶을 읽을 수 있도록, 삶의 책에 써진 모든 페이지를 인지하는 것이 바로 스와디야야이다.

5) 이쉬와라 프라니다나Ishwara pranidhana - 여기서 ishwara라는 단어는 '더 높은 실재'라는 의미가 있으며, pranidhana는 '존재를 믿는 것'을 의미한다. 파탄잘리의 배경을 이해한다면 이 개념이 명확해 진다. 파탄잘리의 요가 수트라 어디에도 신에 대한 언급은 없다. 단지 이슈와라Ishwara라는 단어만이 존재한다.

아사나Asana

아사나는 신체적인 동작으로 우리가 편안한 마음의 상태에서 취하는 자세이다. 파탄잘리와 다른 요기들은 아사나를 정적인 것으로 명상을 위해 사용되는 자세라고 말하였다.
아사나는 전통적인 정적인 자세들과 비전통적인 역동적 자세들로 구분되지만, 사실 아사나는 이런 식으로 구분되지 않고 훨씬 더 넓은 범주에 포함되어 있다. 아사나에서 이해해야 하는 것은 다섯 가지 단계이지만 우리의 몸은 여러 종류의 변화를 겪어야 하고 이것은 본래 정적이거나 안정된 것이 아니다.
먼저, 제한된 방식으로 몸의 움직임을 사용하는 정상적인 상태에서부터 달리고, 뛰고, 뻗는 쾌활하고 역동적인 두 번째 상태로 들어간다. 거기서부터 신체에 무리가 없이 발가락에 손을 대거나 뒤로 허리를 젖히는 세 번째 단계로 들어간다. 그리고 나서 신체적인 균형이 안정된 자세를 통해 유지하는 네 번째 단계로 들어가게 된다. 마지막 다섯 번째 단계는 어떠한 불편이나 고통 없이, 정자세로 움직임 없이 그 자세를 오랫동안 유지하는 것이다. 이것이 아사나 행법의 다섯 단계이다.

이 다섯 단계를 통해 우리의 신체가 평범한 상태에서 균형 잡힌 조화로운 상태로 변모하고, 어떤 아사나를 행하든, 그것이 상당히 역동적이라 하더라도 거기에는 의식과 조화, 그리고 균형과 고요함이 존재해야 한다.

<아사나의 효과>

요가에서 가장 중요하게 말하는 것은 당신이 항상 취하는 자세를 잘 관찰해서 그것을 올바르게 고치는 것이다. 이것이 바로 아사나이다. 연꽃 자세나 물구나무서기 등 특별한 자세를 취하는 것만 아사나가 아니라, 아사나는 몸을 곧게 펴주고 조화로움과 평정을 얻기 위한 특정한 조건을 만들어 주는 하나의 수단이다. 그리고 골격, 근육, 신경, 호흡기, 소화기, 성적 기관 등을 다양한 자세들과 동작들을 통하여 여러 가지 체내 기관을 점차 조정하고 조화롭게 만드는 것이 바로 아사나이다. 아사나는 신체의 완전한 조화를 이루기 위한 자세이다.

<아사나의 범위>

전통에 의하면 아사나 행법으로 얻을 수 있는 이득은 세 가지 차원에 대한 이해라고 말한다.

이 세 가지 차원은 신체적, 정신적, 영적인 차원 즉, 깨어있는 상태, 꿈을 꾸고 있는 상태, 잠을 자고 있는 상태 등 어떤 면에서도 이해가 가능해야 한다.

이 세 가지 차원은 안나마야, 마노마야, 프라나야마 코샤의 면에서 가장 잘 이해가 된다. 그 이유는 신체적인 것들은 모두 이 세 가지 차원에 국한되어 있기 때문이며 아사나 자체가 본래 신체적인 것이기 때문이다.

1. 안나마야 코샤annamaya kosha는 뼈, 근육, 신경, 혈액 순환 그리고 폐, 심장, 콩팥, 간, 췌장과 같은 체내 기관들의 신체적인 것과 관계가 있다. 본래 신체적인 모든 것들은 안나마야 코샤 안에 포함되어 있다. 아사나 행법은 절대 무의식적으로 혹은 기계적으로 해서는 안 된

다. 항상 의식을 가지고 집중해서 해야 한다. 각 아사나의 실천을 위해서 어떤 차크라에 집중해야 하며, 의식하고 관찰해야 하는 지는 상당히 광범위하다. 의식과 관찰의 힘으로 자신의 몸에 대한 감각이 커질 것이다. 아사나를 실천함으로써 우리는 제일 먼저 우리 몸을 관찰하는 법을 배운다. 신체에 대한 철저한 의식이 안나마야 코샤의 수준에서 경험할 수 있는 아사나 수행의 첫 번째 이점이다.

2. 마노마야 코샤manomaya kosha는 정신적 측면이다. 이 수준에서는 마음을 고요하게 하는 것이 중요하다. 신체적 동작을 하는 동안 우리는 밖으로만 향하는 마음을 자세를 취하는 것으로 의식적으로 통합함으로써 아사나 프라타하라를 행하기 위해 노력해야 한다. 아사나 프라타하라는 아사나의 실천을 통해 마음의 움직임과 본질 그리고 장단점을 알게 해주는 마노마야 코샤의 경험이다.

3. 프라나야마 코샤pranamaya kosha는 에너지(기)의 한 면이다. 신체와 마음이 서로 조화를 이루어 하나가 될 때, 프라나마야 코샤는 확실히 작용한다. 마음이 분산되어 있으면 우리에게 내재되어 있는 잠재력을 각성시키기 위한 도구인 프라나 에너지를 바르게 찾아 올바른 통로로 연결하지 못한다. 프라나를 의식하기 위해서 마음은 고도로 민감해야 한다. 집중하고 의식이 각성되어 있지 않으면 프라나를 경험할 수 없다.

아사나의 목적은 프라나 방해 요소들과 장애물을 제거해 몸 전체에 프라나가 규칙적으로 흐르도록 조절하는 것이다. 프라나야마의 목적은 그러한 프라나를 각성시키는 것이며 이것이 아사나 범위의 끝이다. 그래서 우파니샤드에는 아사나의 완성을 통해 세 가지 차원이 이해되기 시작한다고 했다. 이 신체적인 범위의 한계를 넘어 계속해 나아가기 위해서는 프라나야마, 프라타하라, 다라나의 기술/기법이 요구된다.

프라나야마 Pranayama

프라나야마는 아사나의 뒤를 잇는 라자 요가의 네 번째 측면이다. 산스크리트어에서 prana의 의미는 '생명 에너지'이며 ayama는 '확장하다'라는 뜻이다. 프라나야마의 실제적인 의미는 '생명 에너지의 범위를 확장하다'이다. 프라나야마 기술들은 프라나야마 코샤에 대한 의식을 훨씬 더 증강하고 계발한다. 이 기술들은 다양한 인체 구조 내의 프라나들을 각성시키고 또한 차크라에서 방해 요소들을 제거해 쿤달리니의 각성을 위한 통로를 준비한다.

<다섯 개의 프라나들>

몸에서 시작되는 이 다섯 개의 프라나는 다양한 기능과 흐름을 가지고 있다.

1. 스툴라 프라나sthoola prana 위쪽으로 이동하는 힘force은 횡격막과 식도 사이의 흉부에 위치하고 있다. 이 프라나와 관련된 신체적인 기관들은 폐, 심장, 식도와 호흡기관 등이다. 신체적인 프라나가 이러한 기관들의 기능에 대한 통제와 조절의 역할을 한다. 숨을 들이쉬는 것과 내쉬는 것은 신체적인 프라나의 기능이며 호흡의 이 두 가지 측면 없이 우리는 살 수가 없다. 만약 심장이나 혈액의 순환이 멈춘다면, 살기가 어려울 것이다. 그렇기 때문에 생존에 필수적인 이 두 가지의 중요한 기관들은 프라나에 의해 통제/제어 된다.

2. 아파나apana 밑으로 이동하는 힘은 배꼽과 회음부 사이의 골반 부분에 있다. 이 에너지는 신체의 폐기물과 독소들의 제거를 담당한다. 아파나는 콩팥, 방광, 대장, 비뇨 기관과 배설 기관들의 기능을 통제/조절한다. 생존과 건강한 몸을 위한 소변과 대변의 배출은 아파나에 의해 조절된다.

3. 사마나samana 즉, 측면으로 이동하는 힘은 횡격막과 배꼽 사이의 복부에 있다. 균형을 맞

추는 이 힘은 소화 과정 전체를 조절한다. 사마나와 관련되어 있는 신체적인 기관들은 위장, 간, 췌장, 비장, 십이지장, 소장 등이다. 우리가 먹은 음식은 으깨지고 건강을 유지하기 위한 영양분들은 사마나에 의해 분배된다. sama 혹은 samana라는 단어는 '균등한'을 의미하고 안나마야 코샤를 유지하기 위해 필요한 영양소들을 균등하게 배분하는 것이 바로 프라나이다.

4. 우다나udana 원형으로 이동하는 힘은 다섯 가지 감각 기관인 귀, 피부, 눈, 혀, 코와 행동에 관한 기관인 팔, 다리, 장기, 배설기관, 생식기관의 기능을 담당한다. 우다나는 다리, 팔, 목, 머리에 있으며 그들의 움직임을 조정하고 통제하며 머리 부분에 위치해 있는 뇌와 감각 기관들의 활동을 지휘/지배한다. 시각의 눈, 청각의 귀, 미각의 혀, 후각의 코, 촉각의 피부 등이 여기에 포함된다. 우다나에 의해 통제되는 행동에 관한 기관들은 손, 발, 말의 세 가지이며, 나머지 두 개의 배설 기관과 비뇨 기관은 아파나의 통제 하에 있다.

5. 비야나vyana 전체적으로 퍼지는 힘은 안나마야 코샤의 보존 탱크이다. 프라나 기름이 떨어지고 그것을 채워줄 주유소가 없을 때 비축해 놓은 비야나가 사용된다. 비야나는 다른 프라나들의 에너지가 고갈되었을 때마다 활동하는 비축된 힘이다. 두 번째 바람으로 알려진 것이다. 종종 우리가 신체적으로 무리한 노력을 해서 상당히 피곤함을 느낄 때, 신기하게도 우리가 계속할 수 있게끔 만들어 주는 놀라운 에너지의 힘이 나오게 된다. 이런 때 당신은 비야나를 경험하는 것이다.

프라탸하라Pratyahara

프라탸하라는 일반적으로 '감각 회수'로 번역된다. 이 단계에서 우리는 외부의 감각적인 것에서 우리의 마음을 내면화하기 때문이다. 정상적인 지각 상태에서는 감각 기관이 먼저 활성화되고 다음으로 마음이 따라온다. 이것이 감정 상태가 정상일 때 일어나는 일이다. 만일 우리가 감각이 이끌리는 어떤 풍경을 보게 되면 마음이 뒤따라 좋고 아름다운 것으로 인지하게 된다.

이것을 자세히 분석해보면 어떤 경험을 하든지 처음으로 감각 상의 인식이 먼저 오게 되고 이어서 마음의 인식이 뒤따른다는 것을 알 수 있을 것이다. 이 인식이 매우 흡사하여 구분하기가 무척 어렵지만 세심히 관찰하면 알 수 있다.

프라타하라의 첫 번째 단계는 일단 감각에서 마음을 회수하는 것이다. 감각으로부터 마음을 분리하고 내면화할 수 있다면 감각은 마음을 따를 것이다. 이것이 프라타하라의 비밀 열쇠이다. 이 훈련으로 외부로 빠져나가는 아홉 대문을 닫고 명상을 위해 앉을 수 있다.

요가 니드라(깊은 이완/휴식을 유도)도 프라타하라 관점에서 설명할 수 있는 행법이다.

트라타카(한 점을 응시하는 행법)는 프라타하라와 다라나의 두 그룹으로 나뉜다. 프라타하라 트리타카는 한 외적인 지점을 응시하는 것으로 여러 가지 물체나 형상들을 응시해도 좋다.

안타르 모우나는 프라타하라 다음 행법으로 '내적 고요'라고 번역한다. 이 기술은 다음과 같은 자각과 연관이 있다. 생각들에 대한 관찰, 그 생각을 멈추기, 어떤 생각을 마음속으로 가져오기, 그것의 근원으로 가기 등이다. 생각이란 마치 겹겹이 둘러싸여진 양파와도 같다. 양파는 겉으로는 매우 견고해 보이지만 껍질을 하나씩 벗기다 보면 결국 아무것도 남지 않게 된다. 이것이 요기들이 생각들을 보는 견해이다.

안타르 모우나의 과정에는 우리에게 보이는 이미지의 구성 요소가 되는 생각들을 벗기는 과정도 포함되어 있다. 사상의 영역에서 그 자체로 보이는 것처럼 생각의 형태를 의식하게 되는 것이 프라타하라에서의 안타르 모우나의 목적이다.

다라나 Dharana

다라나는 마음/정신을 한 곳으로 응시/시각화해서 집중하는 것을 의미한다. 다라나는 어떤 것에 그저 마음/정신을 고정시키고 집중하면 되는 것이 아니다. 시각화시키는 어떤 대상이 중요한 역할을 한다. 이것은 마음이 다양한 상태의 외적, 내적, 그리고 그 연결된 중간 상태의 경험들을 통해 올바르게 받아들여져야 하는 상당히 복잡한 과정이다.

마음이 감각과 분리가 되면 다라나에서 내적으로 나타나는 모든 것은 더 강렬해지고 힘이 증가된다. 어쩌면 더 강렬한 경험을 명상할 때의 정서적 폭발의 형태로 경험할지도 모른다. 깊은 명상의 형태로 들어갈수록 훨씬 더 감정적이 되는 사람들을 많이 볼 수 있다. 이런 정서적 표출은 흔히 어떤 종류의 정신적, 심리적 혹은 장애에 기인하지만 이러한 것을 모두 넘어 또 다른 이유가 존재한다.

요가에 따르면 생각, 혹은 느낌, 감정의 강렬함 등 정신의 깊은 겹겹의 층 속에서 감각 기관들의 아무런 방해 없이 무의식적으로 경험될 때, 이 순간 그 생각의 형태는 아주 강렬한 경험이 된다. 그러한 감정적 분출/폭발 역시 다라나의 한 상태이다.

요가 전통에서 다라나는 바히르 락샤bahir lakshya/외부적 단계, 마디아 락샤madhya lakshya/중간 단계, 그리고 안타르 락샤antar lakshya/내부적 단계의 세 가지 다른 수준에 대해 설명한다.

우리의 영적 경험으로 지각하는 것은 다라나의 마지막 단계이자 디야나 명상의 첫 단계이다. 이 단계 안에 현인들과 성인들이 말씀하신 세 가지 차원이 존재한다. 첫째, 다르샨darshan 즉, 시각화이며, 둘째, 나다nada 내면의 소리이며, 셋째는 내면의 빛이다.

1. 다르샨darshan 즉, 시각화는 '보다'는 뜻이다.

어떤 물체나 상징이 형태로 나타나는 이 과정을 시각화라고 한다. 이 시각화의 과정에는 정말 존재하지는 않지만 명확하게 보이는 홀로그램 유형의 경험들과 흡사한 실제의 경험이 존재한다. 요가에서 이런 종류의 경험을 다르샨 혹은 시각화라고 부른다.

2. 나다nada /나암nam 내면의 소리이다.

외부에서가 아닌 내면에서 듣는다. 아즈나 차크라의 수준에 도달했을 때, 그곳에 집중되었을 때 비로소 진동/소리를 듣게 된다.

우리는 잎사귀와 가지들이 흔들리는 바람 소리나 귀뚜라미 등 다양한 소리들을 내면에서 들을 수 있다. 불꽃 소리, 멀리는 들려오는 플루트 소리, 대종 소리, 소라 소리 등 많은 음률이 천상에서 들려오듯 매혹적이다.

3. 내면의 빛이다.

이것은 내적 경험에 고정시키고 상상하는 것이 아닌 내면의 빛을 다르샨/보는 것으로 영적집중의 완성이다.

디야나Dhyana : 프라타하라 디야나, 다라나 디야나, 디야나

다라나 다음으로 우리는 흔히 명상이라고 불리는 디야나에 도달하게 된다. 이 명상의 상태는 우리가 영적 의식을 확립했을 때 얻어진다. 명상에는 프라타하라 명상, 다라나 명상, 그리고 마지막으로 단순히 '명상'이라는 단계에 이르게 된다. 이런 상태가 최고조의 절정에 다다른 디야나이다.

프라티아야의 제거

프라티아야는 의식에 의해 받아들여져 기억, 지식, 삼스카라, 카르마의 형태로 경험되는 인상의 씨앗이다. 이 기억, 지식, 삼스카라, 카르마들이 의식의 프라티아야(씨앗)이다. 심지어 마지막 경험의 단계에서도 프라티아야는 이 네 가지 형태로 계속 존재한다. 의식의 중단되지 않는 집중된 흐름을 유지한 상태를 명상이다. 디야나는 다음 세 가지 종류의 자각을 포함한다.
(1) 끊이지 않고 계속되는, 단일한 대상에 대한 자각의 흐름
(2) 자아의 자각
(3) 디야나 절차의 자각
이 세 가지 종류의 자각은 병행한다.
그래서 중단되지 않는 흐름이 경험되며 프라티아야가 없어진다.

디야나 Dhyana

프라타하라 디야나와 다라나 디야나 다음은 그냥 디야나로만 알려진 마지막 단계이다. 이 명상적 상태는 인간의 모든 표현에서 절정을 이루어 그에 삼야마의 경험을 불어넣어 준다. 처음에는 다라나 디야나 절차를 겪을 때 마음과 감정의 정화가 일어난다. 이 정화로 우리는 삶의 이원성을 넘어 개인적인 자아와 보다 높은 자아 사이에 존재하는 통일성을 일별할 수 있다. 통일성이라는 말을 쓰고 있지만, 실제적인 말은 동일화 또는 비 구분이다. 그것은 우리가 우리 안에 현현하고 있는 신성한 에너지와 다르지 않다는 깨달음이다.

사마디 Samadhi

요가 수트라는 사마디를 자신에 대한 의식이 없이 나타나는 상태라고 묘사했다. 여기서의 핵심이 되는 말은 '의식 없이'이다. 개인의식의 연루 없이 명상의 목적이 실현될 때를 사마디 상태라고 한다. 하지만 사마디가 무엇인지 이해하기 전에 사마파티samapatti에 대해 알아야 한다. 사마파티는 디야나의 마지막 결과인 '완전한 흡수', 하나됨oneness이다. 이 완전한 흡수는 사마디의 문들을 여는 열쇠이고, 사마파티가 얻어질 때만이 개별적인 의식의 과정 없이 자아의 비전이 자연스럽게 나타날 것이다. 전통에 의하면 사마디에는 10개가 넘는 단계들이 존재한다고 기록되어져 있다. 사마디는 높은 의식의 한 상태에서 다른 상태로의 진보이다. 사마디는 궁극적으로 우주적 혹은 무한한 의식으로 융합하기 위해 프라크리티prakriti의 범위를 넘어 의식을 확장해 나가는 것이다.

사마디의 단계들

사마디에도 진보가 있기 때문에 다른 요가 교재들은 서로 다른 형태의 사마디를 서술했다. 전통에 따르면 열 가지 단계의 사마디가 있지만 여기서는 똑같이 중요한, 다른 셋을 포함했다.

1. 니드라nidra(깊은 수면)는, 밤마다 잠잘 때 경험할 수 있는 첫 번째 상태의 사마디이다. 깊은 수면 상태를 가리켜 기독교의 성 요한은 "신 앞에 맹세컨대 나는 날마다 죽는다."라고 말했다. 깊은 수면 상태에는 시간과 공간 그리고 사물이 존재하지 않는다. 인간은 시간과 공간 그리고 사물의 차원에 사는 것에 익숙하다. 시간, 공간, 사물의 경험이 없는 차원에는 인간의 경험이 없다.

2. 니드라 다음 단계인 사하자 사마디sahaja samadhi는, 명상 중에 이름, 모양, 관념, 시간, 공간, 사물의 외부적인 세계로부터 마음이 차단될 때 경험할 수 있다. 사하자는 '자발적인' 또는 '쉬운'을 뜻한다. 스와미 비베카난다는 사하자 사마디를 세상에서 충분히 활동하면서 자신이 하고 있는 것에 전체적으로 몰입될 수 있는 상태로 묘사했다. 이 사하자 사마디 상태에서는 한 시간 동안 앉아있는 것을 여러 시간으로 연장하거나 잠시 앉음으로써 순간적으로 몸 너머의 차원으로 마음을 데려갈 수 있다. 이는 사람들이 일어나 춤추며 날뛰다가 쓰러지는 키르탄 중에도 일어난다. 때로 그들은 울부짖기도 하지만 그것은 원래 절규요법이 아니라 키르탄 요법이다. 키르탄에서는 그 상태를 감정의 연쇄에 기인하여 몰입을 경험할 수 있는, 바바 사마디라고 한다.

3. 삼프라즈나타 사마디samprajnata samadhi는 사하자에 이어지는 다음 상태이다. 프라즈나prajna라는 말은 '자각이 있는 지식', 삼은 '~이 있는'을 뜻한다. 그러므로 삼프라즈나타 사마디는 자각을 가진 지식이 있는 초월적인 상태이다. 이것이 라자 요가의 극치, 완성이다. 명상을 하려는 사람은 영혼 의식과 영적 훈련에 대해서 먼저 이해해야 된다. 영적 깨달음의 전통에서 보면 심리적 변형을 촉진하기 위해서는 엄격한 절제가 필요하다. 실제를 이해하고 자아에 대한 환상을 놓는 것이다. 그 시작이 어디서부터인지 보겠다. 이 여덟 단계는 수족과 같아서 어느 것도 분리되지는 않지만 단계 단계를 거쳐 자아에 대한 이해를 하게 된다. 먼저 야마yama 도덕, 윤리로서 하지 말아야 할 금계들이고, 니야마niyama는 자기 정화로서 해야 할 것들을 권하는 권계이다. 이 두 가지는 계율이다. 아사나asana는 육체적인 동작/자세이고, 프라나야마pranayama는 호흡 조절이라고 일반적으로 말한다. 이 두 가지는 생리학적인 부분이다. 프라타하라pratyahara는 감각회수로 명상을 시작하고자 하는 이들에게 이곳이 첫 출발점이다. 육체 의식과 영혼 의식의 교차점이다. 우리는 영성에 대해 무지한 어린 학생과 같기 때문에 자격 갖춘 안내자의 안내가 필요한 곳이다. 다라나dharana는 응시 즉, 시각화이고 디야나dhyana는 집중 즉, 명상의 시작이다. 사마디samadhi는 초월의식, 구원, 해탈, 여러 가지 이름으로 불린다.

> 호흡은 고르고 마음은 고요하며 몸은 움직이지 않고
> 혀는 조용해야 합니다.
> 소리와 빛은 일치하여
> 작용함에 평정에 이르러야 합니다.
> 단 한 순간일지라도 평정에 이른다면
> 형식적인 예배를 백만 년 동안 한 것보다
> 훨씬 낫다 하였습니다.

24.6 만트라 요가 Mantra Yoga

만트라 요가는 요가 우파니샤드에서 기술한 다섯 번째 요가이다. 만트라라는 단어는 일반적으로 진동/음류로 번역된다. 그러나 만트라의 문자 상의 의미는 '마음을 속박에서 해방시키는 힘'이다. 만트라의 목적은 재미를 추구하는 패턴에서 마음을 자유롭게 하고, 이기적이고 자기본위의 야망들과 욕망들을 만족시키며 우리의 에고 아이덴티티ego identity가 선두가 되어 있는 인생에서 자유롭게 되는 것이다.

만트라는 음류/생명의 흐름이다. 궁극적인 만트라는 아나하다 나다anahada nada 즉, 원자 안에서 진동하는 핵의 소리이다. 물론 이 아나하다 나다는 아무것도 없는 것을 의미한다. 왜냐하면 소리가 없기 때문이다. 이것이 요가 물리학이 나오게 된 원인이다. 마음이 요가의 한 측면이고, 영혼의 본체는 또 다른 측면이며 소리의 진동 즉, 음류는 세 번째 측면이다.

24.7 라야 요가 Laya Yoga

요가 우파니샤드에서 거론되는 다음 요가는 라야 요가다. 라야 요가는 이론적으로는 크리야 요가와 쿤달리니 요가, 둘과 유사하다. 크리야 요가와 쿤달리니 요가에서의 행법들은 차크라와 나디의 각성에 초점 맞춰져 있으며, 좀 더 정신적인 것들의 경험에 대해 다룬다. 라야 요가의 기술은 본래 더 명상적이다.

라야laya는 '해산, 분리, 소멸'이라는 뜻이다. 라야 요가는 단순히 프라나 혹은 정신적인 수준에서 비전이나 경험을 말하는 것이 아니라 우리 자신을 우주적 자아에서 완전히 분리하는 것이다. 라야 요가의 경험은 때론 너무나 심오해서 죽음이나 부활과도 같다.

라야 요가의 다른 측면은, 그 행법이다. 행법의 서두는 크리야 요가와 쿤달리니 요가와 상당히 유사하다. 명상의 행법들의 상태에서 차이점은 각성의 단계에서 경험되는 각 상태에서 특정한 것들이 관찰되고 의식의 경험은 다양한 항목들로 분석된다. 베다 요가 전통에서 설명되어 전해진 것이 라야 요가이다. 이 요가는 모든 사람들이 올바르게 이해하고 수행할 수 있는 형태로 계발되기까지는 여러 해가 지나야 할 것이다.

24.8 밀교 요가 Esoteric Yoga

요가의 밀교적인 측면은 지적으로 이해되는 것이 아니고 우리가 과학이라고 알고 있는 과학적인 면에서도 이해될 수 있는 것이 아니다. 특정 행법이나 수단 혹은 지성에 의해서 판단되는 이론도 아니다. 아트마 혹은 에너지는 창조물의 모든 보이는 측면과 보이지 않는 측면에서 나타나는 빛의 근원으로 여겨진다.

구도자의 기질/성향은 무엇인가? 신체적, 정신적, 영적 열망들이 존재한다. 구도/수행의 길로 올 때 몇 가지 신체적 이득을 얻기 위해 신체적인 열망이 존재한다. 요가의 예방적인, 치유적인, 회생에 관련된 신체의 모든 것은 신체적인 열망이라고 불릴 수 있다. 정신적인 열망도 있다. 그들의 의지나 집중력을 키우기 위하여, 스트레스나 긴장을 해소하는 행법들을 배우기를 원한다. 또한 갈등과 정서적/감정적 문제들을 극복하는 방법을 배우고 싶어서 요가적인 상담을 구하는 사람도 있다. 이렇게 우리는 정신적 열망과 감정적 열망을 분류할 수 있다.

어떤 사람들은 차크라에 대해 들어본 적이 있고, 어떻게 쿤달리니를 각성시키는지를 배우기를 원한다. 어떤 사람들에게 영적 경험은 그들의 삶 속에서 자연스럽지만 설명되지 않는 부분이 되기도 하다. 이러한 사람들은 그들의 영적 성격에 균형을 맞추어 그들의 재능과 에너지들을 창의적으로 이용하는 방법을 이해해야 한다. 이것이 영적 열망이다. 마지막으로 현상 너머의 근원적 진실을 알고자 하는 열망을 가진 구도자들이 있다. 이러한 네 가지 유형들의 사람들이 요가의 길에 왔을 때, 이들은 그들의 열망과 염원에 적합한 방법들을 알맞게 선택해야 한다.

24.9 비교(秘敎)적인 요가

의식의 상태들

요가의 비교적인 면은 지적으로 이해될 수 있는 것이 아니며 우리가 과학으로 알고 있는 것의 의미에서는 과학적이지도 않다. 그것은 과학적인 측정수단·도구·마음으로 헤아릴 수 있는 이론이 아니다.

요가의 비교적인 면은 아트마의 에너지를 취급하지만, 우리가 알고 있는 아트마의 의미에서가 아니다. 이 아트마 또는 에너지는 창조의 모든 유, 무형의 면으로 나타나 있는 빛의 근원으로 여겨진다. 그것은 보이기도 하고 보이지 않기도 한다. 구름이 있을 때나, 밤이기 때문에 태양을 볼 수 없다고 해서, 그것이 태양이 존재하지 않는다는 것을 뜻하지는 않는다. 태양은 다른 대상들을 비추면서 어떤 다른 곳, 어떤 다른 공간이나 시간에 존재한다. 태양의 존재는 적어도 우리 생애에서는 영원한 실재이다.

마치 구름이 태양을 가리듯이 아트마의 지식은 타마스의 베일에 가려져 있다. 빛나는 아트마에 대한 지식을 달성하는 것이 요가의 비교적인 면이다. 일단 그것을 알게 되면 불멸을 달성한다고 한다. 이 불멸은 성격상 물리적일 뿐만 아니라 영적이기도 하다.

일상생활에 대한 요가적 관점

개인이 하는 역할은 무엇이며, 취해야 하는 목표와 방향은 무엇인가? 이것을 이해할 때까지 다른 모든 것은 이론으로 남아있을 뿐이다. 이는 진정으로 생각해서 이해해야 할 것이다. 오직 그때만이 우리의 삶이 영적인 삶과 어떻게 연결되어 있는지 알게 될 것이다. 일단 이 연결을 알 수만 있다면 절차는 자연스럽고 자발적이 된다. 특히 인간의 삶의 방향, 인간의 인격의 방향, 인류의 방향에 대해 이야기할 때 고려해야 하는 일정한 점들이 있다.

내면의 잠재력을 깨닫기 위해서는 우리의 자각이 지금은 감각적이라는 것을 기억해야 하며 이는 세상에서 상호작용하기 위한 수단으로서만 몸을 차지하고 마음을 이용하는 한도에서 자각이 미칠 수 있는 범위이다.

우리는 인생에 대한 요가의 관점을 얻을 필요가 있다. 일단 영성에 대한 생각이 머릿속으로 들어오기만 하면 우리는 이 비감각적인 차원을 이해하기 위한 노력을 해야 한다고 느낀다. 우리는 우리 자신을 집중시키면서, 우리의 환경과 생활 스타일을 향상시키면서, 쿤달리니를 각성시키기 위해 요가를 심도 있게 배우면서 이완을 통해 그것을 이해하기 위한 시도를 한다. 이 생각은, 어떻게든 육체적·정신적 인식의 한정된 한계로부터 더욱 넓은 경험 상태로 우리를 추진시켜 주는 세력이 된다.

우리가 현재 살고 있는 환경에 대한 전반적인 것부터 이해해야 한다. 여기에는 마야maya와 마음mind의 두 가지 측면이 있다. 마야는 우리가 외부적인 삶 그리고 정신적, 감정적인 삶에서 마주치게 되는 기쁨과 고통이라는 두 가지 경험의 어우러짐과 또는 증상/전조를 말한다. 움직이는 것이든 안 움직이는 것이든 창조된 모든 것은 진화의 범위 안에 있으며 탄생, 질병, 노쇠, 죽음 등의 자연 법칙에 영향을 받는다. 병은 인간이 균형이 맞지 않았을 때 발생하는 상태다. 노쇠는 진화와 성숙하는 한 과정이며 인간은 이것에 대한 통제력이 없다. 우리가 5살로 되돌아가고 싶다고 해도 그럴 수는 없다. 이것이 바로 환상이라고 알려진 마야 maya의 영역이다.

두 번째는 마음의 측면이다. 요가에서 말하는 마음의 개념은 우리가 알고 있는 의식conscious mind의 개념이 아니고, 우리가 잘 때 종종 겪게 되는 잠재의식도 아니다. 또한, 우리가 끊임없이 연구하는 무의식을 말하는 것도 아니다. 요가 전통에서는 의식과 에너지의 두 가지 외적 원칙이 전체적인 마음total mind이라고 알려져 있다.

마음은 순수하고 고결한 마음과 순수하지 않고 비천한 마음으로 나뉠 수 있는데, 이 순수치 않은 마음은 욕망이나 탐욕, 자아/에고에 영향을 받기 쉬우며, 감각적인 것들을 추구한다. 다양한 욕망에 의해 방황하며, 욕망을 둘러싼 세상적인 것들의 성취를 추구한다. 순수한 마음은 투명하게 빛날 뿐 외적인 자극이나 경험에 현혹되지 않는다.

"태양 아래 새로운 것은 아무것도 없다."라는 속담은 사실 이 순수한 마음/정신과 관련이 있는 말이다. 과거, 현재, 미래의 경험들은 모두 순수한 마음/정신과 관련이 있다. 우리가 초월에 도달하기 위해서는 순수하지 않은 마음을 순수한 마음으로, 그리고 순수한 마음이나 정신의 능력을 자각하고 깨달아야만 한다. 그 능력을 깨닫는 순간, 거기엔 묵티mukti 즉, 초월이 존재할 것이다.

눈에 보이지 않는 요소들

창조의 동기와 과정은 무엇인가? 우리는 왜 이 세상에 사람의 몸을 받아 오게 되었으며, 왜 우리는 고통, 기쁨, 마야maya와 같은 수준의 경험을 하는 것일까? 베다와 탄트라 전통은 이미 우리에게 힌트를 주었다. 이들은 말하기를 태초에 만물은 보이지 않는 상태였다고 한다. 이런 상태에는 오로지 한 가지 경험만이 존재했는데 그것이 바로 옴Om이다.

> 왜 옴을 세 번 읊는 것인가?
> 첫 번째 옴Om은 전지omniscience를 의미하고,
> 두 번째 옴Om은 전능omnipotent을 의미하고,
> 세 번째 옴Om은 전재omnipresence를 뜻한다.
> 우리가 옴을 세 번 읊으면서, 우리는 자아의 초월적인 면을 인정하는 것이다.

Dhyana /명상

명상에서는 뇌와 척추가 균형을 잘 이루어야 한다. 자세가 흐트러지면 명상의 고요함이 깨진다. 뇌의 사고 활동을 중지하고 신체 부위에서 에너지를 빼내어 수동 상태로 만들려면 뇌로 가는 에너지의 흐름 역시 감수하여야 하며 영혼의 자리, 미간 쪽을 향해야 한다. 명상의 기술에서 핵심이 되는 것은 뇌가 수동적 관찰자

로 남아있어야 한다는 것이다.

야마, 니야마, 아사나, 프라나야마의 여러 준비 단계의 기술은 몸과 마음의 틀을 잡아주고 평화롭게 균형을 이룬다. 육체적, 정신적 방해 없이 침착하고 안정된 자세를 취하면, 동맥혈과 정맥혈이 고루 순환되어 임파액과 뇌척수액의 순환도 머리와 척수를 통해 고르게 유지된다. 자극이나 반응은 최소화하고 가능한 한 좌우대칭이 되게 한다. 이렇게 순환과 자극을 균등하게 하면 뇌와 마음이 지식과 경험을 통일할 수 있게 된다.

뇌는 세 가지 중요한 부분, 대뇌피질, 시상하부, 소뇌로 분리된다. 대뇌피질은 사고, 언어, 기억, 상상력의 과정에서 그 기능을 발휘하고, 시상하부는 내부기관의 활동을 규제하고, 쾌락과 고통, 기쁨과 슬픔, 만족이나 실망 같은 감정상의 반응을 각인시킨다. 소뇌는 근육간에 조정이 일어나는 본부이다. 뇌의 후두부는 명상에서 그 기능을 발휘하는 부분으로써 이곳은 지혜와 명쾌함이 자리하는 곳이다.

명상의 실재

자기 자신과 만남의 시간을 가지십시오.
만약 자기 자신과의 만남의 시간이라는 것이 너무 관념적이라고 느낀다면
실용적으로 명상에 접근해 보시길 바랍니다.
잘 아시는 것처럼 휴대전화는 대부분의 사람들에게 필수품이 되었습니다.
문제는 충전하지 않으면 사용할 수 없다는 것에 있습니다.
이제 휴대전화를 충전하는 일이 우리의 일상이 되었고 습관이 되었습니다.
명상도 이와 같다고 생각하십시오.
나 자신을 휴대전화처럼 그냥 충전한다고 생각해보십시오.
매일의 명상이 확고히 자리 잡지 않는 분들은 기대하는 마음 없이

편안하고 가볍게 접근해보시길 바랍니다. 충전한다고 생각하십시오.
적어도 우리는 휴대전화보다는 중요한 존재가 아니겠습니까?
그러니 명상을 심각하게 받아들이지 마십시오.
그럴 때 꾸준히 할 수 있습니다. 죽는 날까지 꾸준히 하는 것이 목표입니다.
그렇게 휴대전화를 아무 생각 없이 습관적으로 충전하듯이
명상이 우리의 일상으로 자리 잡는 것이 제일 중요합니다.
명상 시간 동안에도 가볍게 임하십시오.
명상하려 앉을 땐 우선 편안한 자세를 취하십시오.
편안히 눈을 감으십시오.
눈에 힘을 주지도, 눈 중추, 제 삼의 눈 등을 찾으려고 신경 쓰지도 마십시오.
명상 중에 온갖 생각이 떠오르고 마음이 산만해져서 공격해 올 경우를 대비해
자리에 앉기 전에 미리 마음을 설득해보십시오.
우리 모두가 이 세상에서 몸부림치고 있는 영혼들입니다.
우리의 목적지를 염두에 둘 때 우리는 그 목적지로 가는 길을 알고
그 길을 여행합니다.
넘어질 때도 있습니다. 넘어졌다가 일어나서 우리는 또 걷습니다.
명상에는 실패란 없습니다.
전혀 출발조차 하지 않은 사람은 넘어지지도 않겠지만,
어디에도 도착하지 못합니다.
걷거나 달리는 사람은 넘어지기는 하겠으나, 일어나서 다시 달리기 위해 넘어질
뿐입니다. 여기저기 함정과 유혹들이 우리를 방해하지만,
그 약점들을 극복하기 위해 애쓴다면 우리는 다시 일어날 수 있습니다.
자신이 처해있는 환경 안에서 최선을 다하십시오.
먼 곳에서 우리가 집을 향해서 가고 있을 때...
집에 더 가까워짐에 따라 조금씩 안도감을 느끼기 시작합니다.

더 가까워질수록 더 큰 안도감과 행복감으로 그곳에 도착한다는 느낌을
우리는 내면에서 갖기 시작합니다. 그리고 기뻐합니다.
그러나 아직도 집에서는 떨어져 있습니다.
실제 평화는, 우리가 문을 열고 집에 들어갔을 때,
집안에 들어섰을 때만 얻을 것입니다.
우리의 목적지는 이 집 안으로 들어가는 것입니다.
이 영역이 '온통 사랑'입니다.
몸에 병이 났을 때 우리는 의사에게 치료를 받습니다.
마음에 병이 났을 때 우리는 명상으로 치료합니다.
삶이 고달프도록 육체적 노동을 많이 했다면 쉬어야 합니다.
우리의 건강과 부, 그리고 인간관계와 세상이 다양한 상황들을 불러옵니다.
어떻게 이러한 것들로부터 초연할 수 있을까요? 명상입니다.
명상은 당신의 모든 스트레스를 감소시킵니다.
우리에게 음식과 집이 필요하듯이…
우리는 행복할 권리가 있습니다.
그 권리가 마음의 평화를 만드는 '명상'입니다.

명상과 채식 Meditation & Vegetarian Diet

영적 진화를 위해서 우리에겐 고요하고 평온한 감정 상태를 만들어주는 음식이 필요합니다. 우리는 무엇을 먹는지에 크게 영향을 받으며 먹는 음식은 우리의 마음을 결정하기 때문입니다. 고기와 계란은 우리의 정서를 들뜨게 하는 자극성 음식들이며, 고기와 술은 우리의 주위를 분산시키며 집중력을 방해합니다. 짐승을 죽이고 고기를 먹으면 마음과 영혼이 무자비하게 되어 사랑과 자비의 인격체인

신에게는 이방인이 되는 것입니다.

사실 우리는 날마다 호흡으로 이미 많은 생명체를 죽이고 있으며 어떤 형태로든 생명을 파괴하지 않고 이 세상을 살아간다는 것은 불가능합니다. 사소한 문제까지 일일이 신경 쓸 수는 없지만 가능한 카르마/업의 부담을 최소화하기 위해서라도 채식을 권합니다. 우리는 이미 너무나 무거운 업을 쌓아왔기 때문에 남은 일생 동안 그 짐을 더 늘이지 말고 줄이도록 노력해야 하기 때문입니다.

채식에는 모든 생명에 대한 경외심을 일으킨다는 부가적인 은혜가 있으며, 명상에도 직접적으로 도움이 됩니다.

음식은 담백하고 영양가 있는 음식물을 선택해야 하며, 이외에도 술을 끊어야 합니다. 순수하고 도덕적인 생활을 영위해야 하고, 생각을 깨끗이 하고, 좋은 친구를 사귀며, 좋은 책들을 읽고, 신을 기억하며, 그분의 은총을 위해 기도하여야 합니다. 모든 사람은 자기 자신의 명상을 위한 분위기를 만들어야 합니다. 가정에서, 직장에서, 사람들과의 모임 속에서 그 환경을 창조하여 그런 분위기 속에서 살아가십시오.

채식을 하면 내면의 행복과 평화가 생깁니다. 명상은 농작물을 보호하는 울타리와 같습니다. 세상에서 도피하지 말고 세상에 존재하는 법을 배우고 어떤 환경에서든지, 최선을 다하고, 명상에 방해되는 것은 주저 없이 버리십시오.

참고문헌

문진희, 『명상하라』, 수오서재, 2018.
B.K.S. 아헹가 지음, 문진희 옮김, 『요가 호흡정석(精析)』, 문진희 요가 연구회, 1994.
B.K.S. Iyengar, 『B.K.S. Iyengar Yoga: The Path to Holistic Health』, DK Publishing, 2001.
Swami Niranjanananda Saraswati, 『Yoga Darshan: Vision of the Yoga Upanishads』, Yoga Publications Trust, 2002.
Swami Satyananda Saraswati, 『Asana Pranayama Mudra Bandha』, Bihar School Of Yoga, 2013.
Swami Satyananda Saraswati, 『Yoga Nidra』, Yoga Publications Trust, 2001.

부록
요가 비즈니스 매니지먼트
Yoga Business Management

요가 지도자의 길을 선택한 그대에게…

조금씩 성공해가고 있음에도 여전히 '제자리'에 있는 느낌이 들고,

결코 개선되지 않는 것 같고,

어떤 한계점에 도달한

육체적, 감정적 문제들을 인식하십시오.

아직도 내면에는 죄책감이 있고, 다른 사람의 비판에 쉽게 상처받고,

인정받기를 원하고, 들끓는 분노가 있는 것은 무엇일까요?

인생에서 지금 이 시간 당신이 어디 있든지

요가 지도자로서 다음 단계로 가십시오.

● Yoga Business 단계의 터득 ●

0. 혼돈

- **상황**

  어떤 것이 삶인지 어떤 노력이 필요한지가 불확실하다.

  무슨 일이 일어나기만을 기다리고 있다.

  우선 순위와 중요도가 불확실하다.

  노력해도 아무런 결과도 없는 것 같다.

- **프로그램**

  무슨 일이든 떠맡으라.

  자신이 뜻하는 바를 주변 사람들이 알게 하라.

1. 힘겨운 씨름 / Yama, Niyama

- **상황**

  노력이 확대되고는 있지만 거의 완성된 결과가 없는 것 같다.

  그만두고 다른 길을 가는 것이 나을 것 같다는 느낌이 든다.

- **프로그램**

  어떤 결과를 내고 있는 사람을 찾아 가서 그 결과가 어떻게 나오는지를 배우라.

  그런 사람을 못 찾았다면 시행착오를 통해 계속 탐구해야 된다.

2. 최초의 성과 / Asana

- **상황**

  힘든 단계를 반복하고, 극복하고, 거꾸로 더듬어 가서

  재 시행하는 과정에 포기하고 싶을 정도로 많은 노력이 들었지만,

  마침내 약간의 성과와 기쁨이 있다.

- **프로그램**

  순서를 매겨서 반복하고 숙달할 수 있도록 수행의 단계를 가지고 노력한다.

3. 불만족 / Pranayama

- **상황**

  성과가 줄어든다고 느낀다. 전에는 되었는데 이제는 안된다고 생각된다.
  성과가 구성이나 노력에 의해서가 아니라, 제멋대로 나오는 것 같다.
  결과에 대한 원인이나 문제를 아직은 잘 파악하지 못한다.

- **프로그램**

  계율을 지키며 나아가라. 마음을 느긋이 가져라. 투명한 신념을 다뤄라.
  판단과 분별을 버리고 제대로 되었던 것이 무엇이었는지 발견하라.

4. 안정된 성과 / Pratyahara

- **상황**

  일정한 노력에 일정한 성과를 가져온다.
  노력과 성과의 함수관계가 뚜렷하지 않을 수도 있다.

- **프로그램**

  계속 정진하라. 계율의 기반을 더욱더 탄탄히 구축하라.
  장기적인 성과가 무엇인지 노력하고 에너지를 한 곳으로 쏟아라.

5. 자신감 / Dharana

- **상황**

  내적인 문제를 다룰 여력이 생긴다.
  요가 수행은 향상되어 안정 상태이거나 지속적으로 상승된다.
  정진하는 능력에 탄력이 붙는다.

지속적이라면 신뢰할만한 성과를 얻을 수 있다.

- **프로그램**

좀 더 큰 책임을 떠맡으라.

결함이 있는 것을 찾아 고치고 중간 산물을 인식하거나 그것의 정의를 내려라.

생산적인 노력을 늘리고 비생산적인 노력을 줄여라.

6. 지도력 / Dhyan

- **상황**

양질의 수행의 결과로 성숙해진다.

권위를 갖는다.

- **프로그램**

스스로의 계율을 훈련시키고 감독하라.

체계를 세워라. 일과 권한을 다른 사람에게 위임하라.

7. 깨달음 / Samadhi

- **상황**

외부적인 제약이나 한계가 없어서 움직일 것인지 말 것인지에 대한 주체의 내부적 결정만 남아있다. 개인의 수행뿐 아니라 모든 분야에서도 그리고 인류문명에도 기여한다.

- **프로그램**

사심 없이 봉사하라. 직관의 인도에 귀 기울여라.

인간에게 행복할 권리가 있듯이 선택의 자유가 있다.
선택의 자유가 없다면 책임과 의무는 존재하지 않는다.
성공의 사다리는 세 단계로 이루어져 있다.

첫 단계에서는 우리가 '갖고 있는' 것들을 중요시한다.
이 단계에서는 물질적인 부에 따라 위상을 결정한다.

다음 단계가 되면, 우리의 위상은 우리가 '가진 것'에 의해서가 아니라
우리가 '무엇을 하는가'에 의해 결정된다.
의식이 더욱 성장하고 자신이 무엇을 이루어 놓았느냐 하는 것이 중요하다.

마지막 단계는 인생의 경험을 통해
자신이 결국 '어떤 사람이 될 것인지'에 대해 전념하게 된다.
성공으로 이끄는 강한 패턴과 실패를 초래하는 약한 패턴을 분별할 줄 아는
능력이 우리 모두에게 필요하다.

요가는 음악과도 같다.
몸의 리듬, 마음의 멜로디, 영혼의 하모니를 다하여
생명력의 심포니를 창조한다.

감수의 글

문진희 요가철학 Ph.D
저서 및 역서: 「티벳 인간과 문화」, 「요가 입문서」,
「요가 호흡정석」, 「여성을 위한 요가」, 「의식 수준을 너머서」,
「나의 눈」, 「사랑에 눈뜰 때까지」, 「명상하라」,
「Way to Nirvana」(2020.2 출간 예정)

Pranayama 호흡 기술의 조화는 영적 수행의 밑거름으로써 그 기초물이 튼튼하고 과학적이어야 합니다. 천천히 단계별로 바르게 배우는 것이 가장 중요합니다. 호흡 훈련의 성과가 이 책 안에 있는 것이 아니라, 이 책 안에는 어떻게 훈련하고 수행하느냐의 방법이 기록되어 있습니다. 당신의 훈련으로 경험을 갖고 나면 이 책은 쓸모없는 것이 될 것입니다.

최상의 요가는 수랏샵드 요가로서 영적 수행을 하는 요가 구도자들에게 빛과 소리를 전해드립니다. 요가의 최상의 목적인 사마디의 경험으로 고대로부터 전해지는 모든 성인의 가르침의 비밀이 드러나게 하십시오.

요가를 통해 영적 진실을 실용적으로 수행하는 방법은 먼저 듣고, 알고, 행하여 앎으로 이동하는 영적 진보와 진화 과정을 통해서 드러납니다.

자각의 전환으로부터 관심의 초점이 일상생활에서도 영적 과정으로 적용해 나가는 것이 균형이 잡혀야 하고 영적 수행은 '행함'으로 완성되어 갑니다.

내가 먼저 들었으며, 배웠고, 익힌 것들을 후배들에게 전달하고 전수하는 것이 이생에서 내가 해야 하는 마무리 작업입니다. Pranayama를 통해 Pratyahara, Dharana, Dhyana까지 요가 수행자들은 영적으로 진보해야 합니다.

이것이 요가가 태어난 목적이며, 요가가 당신의 수행을 도울 것입니다.

이 몸을 가졌을 때, 몸이라는 감옥에서 벗어나도록 돕는 것은 명상입니다.

명상하십시오.